Mudras terapéuticos

Descubre el poder curativo
del yoga de las manos

RAJENDAR MENEN

Mudras terapéuticos

Descubre el poder curativo del yoga de las manos

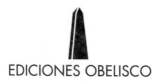

EDICIONES OBELISCO

Si este libro le ha interesado y desea que le mantengamos informado de nuestras
publicaciones, escríbanos indicándonos qué temas son de su interés (Astrología,
Autoayuda, Ciencias Ocultas, Artes Marciales, Naturismo, Espiritualidad, Tradición...)
y gustosamente le complaceremos.

Puede consultar nuestro catálogo en www.edicionesobelisco.com

*Los editores no han comprobado ni la eficacia ni el resultado de las recetas, productos,
fórmulas técnicas, ejercicios o similares contenidos en este libro. No asumen, por lo tanto,
responsabilidad alguna en cuanto a su utilización ni realizan asesoramiento al respecto.*

Colección Salud y Vida natural
MUDRAS TERAPÉUTICOS
Rajendar Menen

1.ª edición: junio de 2010

Título original: *The Healing Power of Mudras*

Traducción: *Joana Delgado*
Maquetación: *Olga Llop*
Corrección: *Elisenda Terré*
Diseño de cubierta: *Marta Rovira*

© 2005, Pustak Mahal, 6686, Khari Baoli, Delhi-110006
(Reservados todos los derechos)
© 2007, Ediciones Obelisco, S. L.
(Reservados los derechos para la presente edición)

Edita: Ediciones Obelisco, S. L.
Pere IV, 78 (Edif. Pedro IV) 3.ª planta, 5.ª puerta
08005 Barcelona - España
Tel. 93 309 85 25 - Fax 93 309 85 23
E-mail: info@edicionesobelisco.com

Paracas, 59 C1275AFA Buenos Aires - Argentina
Tel. (541-14) 305 06 33 - Fax: (541-14) 304 78 20

ISBN: 978-84-9777-674-5
Depósito Legal: B-27.102-2010

Printed in Spain

Impreso en España en los talleres gráficos de Romanyà/Valls S.A.
Verdaguer, 1 - 08786 Capellades (Barcelona)

Dedico este libro a Prabhadevi, Suzanne, Pondicherry, G-304 Sameer y Hard Disc. Son diversos los compañeros de viaje que, junto al viento, la lluvia, el sol y la divinidad, me hicieron sentir su presencia en mi vida, mientras me adentraba en este inmenso e inexplorado espacio de la sanación natural. Que la gracia divina nos acompañe a todos.

Pero por encima de todo, este libro está dedicado a mi madre, quien me cuidó en mis crisis, capeó estoicamente mis innumerables rarezas y me dio los genes para luchar por un mundo mejor.

Agradecimientos

El libro no hubiera sido posible sin la ayuda de diversos profesionales de la sanación a través de los mudras. No hay demasiada documentación sobre el tema, pero aproveché todo lo que caía en mis manos. Debo mencionar especialmente a Gertrude Hirschi por sus aportaciones modestas y esclarecedoras en este tema, es una bendición de persona y una verdadera Mesías de la sanación. Es una lástima que todos estos conocimientos básicos de la antigua India necesiten del mundo occidental para su documentación, perfeccionamiento y mejora. Pero ahora que así ha ocurrido, dejemos que las semillas se esparzan y germinen. Eso es compartir en lo más profundo.

Prólogo

La vida es una serie de milagros que se suceden continuamente en nuestro camino. Ocurren de un modo tan súbito e inesperado que a veces no los reconocemos. Visitan tanto al más humilde como al más poderoso, y desafían cualquier explicación lógica y racional.

Éste es mi cuarto libro sobre sanación. En mi labor como periodista y escritor durante más de dos décadas, y habiendo vivido en diversos continentes, he conocido desde los fenómenos más mundanos y estrambóticos, a los más perversamente mórbidos, los más ridículamente humorísticos y los más edificantes. He pasado mucho tiempo en calles, burdeles y bajos fondos intentando documentar la angustia y la alegría de los desposeídos. Los milagros seguían ocurriendo en sus vidas y en la mía, pero simplemente pasábamos por alto sus episodios permaneciendo conectados al mundo real de la causa y el efecto y pronunciando nuestras sentencias cotidianas.

Pero investigando el proceso de sanación, me di plenamente cuenta de estos milagros. Nuestros cuerpos son milagros; el nacimiento y la muerte son milagros, y el mismo proceso de sanación es un milagro. Es fácil contemplarlo todo como una «sanación holística», una «conexión mente-cuerpo» y otros conceptos similares. Los sanadores alternativos y los convencionales recurren también a explicaciones racionales, pero saben que, llegados a un punto, puede haber remisiones y curaciones de dolencias de muy difícil explicación. Entonces se hacen pasar como intervención divina.

A lo largo de los años he experimentado diferentes técnicas de sanación. La mayoría han funcionado, pero con personas diferentes y en momentos distintos. Si no funcionan en una persona concreta, no significa que la técnica en cuestión sea errónea. Lo único que ocurre es que ni la persona ni el momento son los adecuados... o que todavía no está preparada para servir de médium.

También he practicado yoga y meditación durante más de una década y he tenido el privilegio de pasar bastante tiempo con diferentes maestros. Durante esas prácticas, hay días en los que uno siente elevarse todo su ser y se ve invadido por una dicha infinita. Si se tuviera que plasmar ese período con lápiz y papel, los momentos relevantes no serían distintos de los períodos más tristes o anodinos de su vida. Sin embargo, una inexplicable alegría conduce todo el ser a un torrente de profundo éxtasis.

Los mudras –tal como se verá en el libro– son fáciles de hacer. Se pueden practicar en cualquier lugar y curan. En modo alguno propongo con ello hacer caso omiso del médico y de sus consejos, mas se ha demostrado que la práctica regular de los mudras verdaderamente cura.

Hay diversas explicaciones del proceso de sanación que tiene lugar. A medida que la práctica se hace regular uno puede llegar a las puertas de una profunda espiritualidad. Con el tiempo, el ser se transforma desde lo más profundo, a nivel celular. Se empieza a respetar más el propio cuerpo y a ver la vida con nuevos ojos. Poco a poco, uno empieza a entregarse al poderoso y confortante abrazo de la existencia, y sabe, de algún modo, que eso le protegerá.

¡Bienvenido a los mudras, a la sanación y al nuevo yo!

Rajendar MENEN

Interpretación de los mudras

Se cree comúnmente que la estructura humana es una versión miniaturesca del universo formada por los cinco elementos: fuego, aire, agua, tierra y cielo. Estos elementos están presentes en proporciones fijas e incluso el más pequeño desequilibrio en uno de ellos puede ser catastrófico.

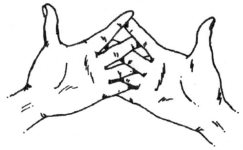

Vajrapradama mudra

Los mudras ayudan a equilibrar los cinco elementos en el cuerpo humano. La naturaleza ha hecho al cuerpo humano autosuficiente, autónomo y casi perfecto; pero está sometido a numerosas presiones. Los alimentos que comemos, el aire que respiramos, el agua que bebemos, e incluso los pensamientos que tenemos no son en modo alguno compatibles con lo que se puede considerar un modo de vida ideal. Cuando no hay un equilibrio, cuando el cuerpo y la mente están en guerra debido a numerosas presiones externas e internas, enfermamos. Nuestros cuerpos están fluctuando constantemente, recargándose y reequilibrándose todo el tiempo. Cuando hay un desequilibrio, enfermamos.

Ese equilibrio al que aspiramos y que necesitamos es un asunto peliagudo. Todo nos preocupa, desde la soledad, la ruptura de una relación, una mudanza, incluso suspender un examen o llegar a cumplir las expectativas de los demás –por citar tan sólo algunas causa–, a los insidiosos ataques de virus y gérmenes que nos rodean en este planeta. Todos los requisitos necesarios para tener una vida sana se han visto devaluados en la actualidad. El agua que bebemos, los alimentos que ingerimos, e incluso el aire que respiramos están en entredicho. Nos hemos apartado de la naturaleza, y los gérmenes y el cuerpo humano que los aloja han mutado también varias veces. Hoy en día es muy fácil desequilibrarse, caer en desgracia por decirlo de algún modo.

A continuación, veremos cómo los mudras influyen en el ser humano.

«Las manos tienen un poder en sí mismas», dice Acharya Keshav Dev, un terapeuta muy conocido. «Una persona puede controlar su vida con la práctica regular de los mudras.»

Acharya, director del centro Vivekanand Yogashram de Delhi, conversador expresivo, agradable y extremadamente culto, habla interminablemente y con gran autoridad de la ciencia de los mudras. Acharya afirma que los *hasta mudras* (posturas de las manos) son una gran fuente energética y que cada dedo representa uno de los cinco elementos –el pulgar es *agni* (fuego), el índice es *vayu* (aire), el corazón es *akash* (cielo), el anular es *prithvi* (tierra) y el meñique es *jal* (agua). «La raíz de todas las dolencias está en el desequilibrio de alguno de los cinco elementos, pudiendo solucionarse con medicamentos, voluntad y mudras», dice. «La ciencia de los mudras es uno de los dones del yoga para la salud del ser humano.»

Acharya explica que los mudras son universales y que están al abasto de todo el mundo. Se pueden practicar media hora al día. Añade que es aconsejable hacer los mudras sentado en el suelo con las piernas cruzadas, pero que también pueden realizarse dando un paseo o con las manos en los bolsillos, colocando los dedos en la postura determinada de cada mudra. También puede hacerse estando tumbado, de modo que es muy fácil.

Los mudras, prosigue Acharya, nunca producen un exceso de energía. Al igual que un termostato, simplemente buscan el equilibrio del *prana*. De modo que la próxima vez que estemos enfermos debemos recordar que quizá se trate de una inadaptación del *prana* y que podemos curarnos con un inocuo juego de manos.

Los mudras son movimientos de yoga en los que sólo se utilizan los brazos y las manos. Son extremadamente fáciles de realizar, pero tan poderosos que pueden cambiar la vida de una persona. Liberan la energía bloqueada del cuerpo, la cual circula por unos canales denominados *nadis* y reside en los centros energéticos llamados *chakras*. Los mudras ayudan a crear paz interior y fuerza, eliminan la fatiga y la ansiedad, protegen la salud emocional y la salud física, ayudan a superar el estrés, la depresión, el sentimiento de culpa y la rabia; calman la mente, agudizan la intuición y proporcionan felicidad, amor, prosperidad y longevidad.

Teniendo en cuenta la facilidad con que se pueden realizar los mudras, el poco tiempo y espacio requerido y los enormes beneficios que reportan sin ningún tipo de gasto, deben considerarse una herramienta valiosa para gozar de la buena salud y la paz mental que necesitamos de modo urgente en una vida que nos aboca al desequilibrio. No se necesita ninguna experiencia en yoga para hacer los mudras. No hay que ser un atleta, ni tampoco ser joven. En realidad, los mudras pueden hacerse incluso estando enfermo en la cama. Lo único que se requiere es mover los brazos y las manos libremente y prestar atención a la respiración. Es así de simple. Podemos enriquecer nuestra vida, allá donde estemos, con sólo unos cuantos minutos al día.

En un modesto apartamento de Juhu Gully, en el barrio de Mumbai, Ramesh Shah, de sesenta y cuatro años de edad, practica diariamente los mudras y enseña a aquellos que muestran interés en aprenderlos. «Es una manera sencilla de conservar la salud, y mi propósito es extender este conocimiento a todos los que lo necesiten», explica.

Shah, que trabajaba como mecánico, sufría de tensión alta y de dolencias gástricas. Conoció a un profesor de mudras que le explicó las diferentes posturas. Shah los practicó, solucionó sus problemas y no volvió a tenerlos. «Es una medicina gratuita», dice lleno de felicidad. «No hay que ir al hospital. Uno se ahorra mucho dinero.»

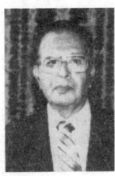

Ramesh Shah

Serenamente y con erudición, Shah explica el *prana mudra*, o mudra de la energía vital. «Hay que unir las puntas de los dedos meñique y anular con la del pulgar. Así de fácil.» Entre los beneficios que este mudra reporta está el aumento de la fuerza vital, la mejora de la vista, la circulación sanguínea y la función inmunológica. «Para el *varun mudra*, hay que unir las puntas de los dedos pulgar y meñique –dice–, con ello se curan las impurezas de la sangre y de la piel y los problemas estomacales.»

El *gyan mudra* es igualmente simple y eficaz. «Acérquese suavemente el pulgar al dedo índice. Ello ayuda a mejorar el poder mental. En el *jalodhar naashak mudra*, el meñique debe tocar la yema del dedo pulgar y el pulgar debe tocar el meñique. Este mudra es bueno para solventar la retención de agua en el cuerpo», afirma Shah.

Ramesh Shah dice conocer unos 45 mudras. Piensa que no hay que adoptar ninguna postura concreta pero que «es bueno colocar una esterilla o una tela en el suelo y sentarse en la postura de *padmasan* o en la de *vjrasan*. Aunque los mudras pueden hacerse de pie, sentados o incluso caminando».

Después habla del *akash mudra*: «Se unen el dedo corazón y el dedo pulgar. Ello hace aumentar la intuición, cura la deficiencia de calcio y los problemas dentales y de oído».

(Más adelante detallamos exhaustivamente todos los mudras. Les ruego que recuerden que si bien los mudras son efectivos y prácticos en el tratamiento de diferentes problemas de salud, no hay que dejar la medicación sin consultar con el médico. Los terapeutas suelen comentar a sus pacientes que comiencen con los mudras y luego, paulatinamente, vayan interrumpiendo la medicación sin sufrir efectos adversos. De hecho, afirman que tras un período de tiempo determinado, los mudras curan por completo. Pero, por favor, consúltese con el médico antes de interrumpir cualquier medicación.)

Después de más de una década de práctica, Ramesh Shah cree que el *gyan mudra*, el *vayu mudra* y el *prana mudra* pueden realizarse diariamente. «Los otros mudras pueden hacerse tan sólo cuando se sufra un problema determinado. Deben realizarse un máximo de quince minutos, tres veces al día», aconseja.

Shah cree que es mejor hacer los mudras con el estómago vacío, pero el «*vayu mudra* puede hacerse poco después de comer, pues elimina los problemas gástricos.»

Shah concluye con el *vayu mudra:* «Es increíble. Los cinco elementos controlan el cuerpo. Toda la energía está en los dedos. Por medio de las diferentes posiciones de los dedos, podemos no sólo controlar esos elementos sino además curarnos de muchas enfermedades».

El redescubrimiento de una antigua técnica de sanación

No muy lejos de Shah, en Malad, otro barrio de Mumbai, vive Yogui Kumar, de sesenta y dos años, el cual enseña yoga y sanación por medio de los mudras. Trabajaba en la confección, y, después de retirarse, hace ya algunos años, se dedicó por completo a la enseñanza del yoga.

«Tengo una experiencia de más de 40 años», dice. «Aprendí yoga en Mathua. En realidad empecé a hacer meditación a los cuatro años. Mi padre también enseñaba yoga. Estoy bendecido por la intuición. Incluso cuando era un muchacho adivinaba las preguntas de los exámenes. Sabía que tenía un don y empecé a trabajar mucho en él para conseguir alcanzar un buen nivel. Cuando mi vida profesional se estabilizó, pensé que podía difundir en la sociedad el mensaje de la buena salud.»

Yogi Yumar es vegetariano y practica diariamente ejercicios de yoga y unos 20 mudras. «Dedico una hora y media –dice–. Después, me paseo por toda la ciudad viendo a mis pacientes. Cobro unas trescientas rupias por consulta, pero todo depende de lo lejos que tenga que ir y del tipo de enfermedad que esté tratando.»

Yogi Kumar insiste en que con los mudras se puede curar cualquier enfermedad.

Afirma que ha tratado asma, artritis, problemas cardíacos, dolencias renales, problemas sexuales, migrañas, dolores de espalda e incluso el terrible e incurable cáncer sanguíneo.

19

«No es ningún alarde –insiste–. Hay dos tipos de mudras: los corporales y las posturas de manos. Los mudras son antiguos. Se crearon con Shiva y han quedado reflejados en las conversaciones de éste con su consorte Parvati. Es una ciencia antigua, fácil y gratuita. No necesita medicinas, con ella la curación es total. Pero el paciente debe seguir mis consejos al pie de la letra. Soy muy estricto al respecto. Si se siguen todas mis instrucciones, puedo garantizar la curación.»

Hay otros terapeutas diseminados por toda India. Pero el conocimiento de los mudras es escaso y los terapeutas no están relacionados entre sí. Dado que los mudras como método curativo son una medicina alternativa sin reconocimiento oficial, su divulgación está en manos de unos cuantos creyentes aislados. Al igual que otros sistemas curativos originados en el transcurso del tiempo, los mudras no han sido objeto de estudios científicos. No existe ninguna documentación sobre su validez, aunque los testimonios orales que avalan su eficacia son tan rampantes que su utilidad sigue viva y vigente en nuestro entorno.

Éste es un problema común a todas las antiguas técnicas de curación que no reportan beneficios. Una civilización antigua y rica como es la de la India cuenta con muchas técnicas curativas que son constantemente «descubiertas» por occidente, patentadas allí y revendidas de nuevo en la India.

Mientras escribo esto, se ha extendido la noticia de que en occidente se ha patentado el *Jeevani* –una hierba energética de Kerala descubierta por los indígenas del lugar–. Eso también ha ocurrido con otras fórmulas ayurvédicas. Incluso la danza y la música india han sido investigadas exhaustivamente y han adquirido así nuevas dimensiones. Lo mismo puede decirse del yoga, de los masajes y de otros remedios holísticos. Los mudras han llegado ya al mundo occidental, y dentro de poco tiempo el mundo entero los conocerá de una manera nueva, revisada y reforzada.

«Son medios no del todo conocidos ni están del todo desarrollados porque no aportan dinero», se quejan los terapeutas. «Se consigue mucho dinero con la medicina alopática, en los hospitales. ¿Quién va a promocionar algo que es gratis?»

Otro punto a destacar es que sin una documentación apropiada y una mayor investigación, la ciencia puede ser una barricada en términos de evolución. Los mudras curan. No hay duda de ello. Sería ciertamente inestimable ahondar en su metodología y formular nuevas técnicas que afianzaran el enorme potencial de nuestras manos.

Todas las antiguas técnicas sanatorias, como las ayurvédicas, los masajes, el yoga y demás, se han investigado intensivamente. El cuerpo humano ha cambiado también con el tiempo. Esperamos que, tras la lectura de este libro, se hagan esfuerzos por propagar y documentar este método curativo, ideal para un país en desarrollo; es gratuito, implica poco tiempo, se puede realizar en cualquier lugar, no requiere ningún tipo de artilugios, cura casi todas las dolencias y ayuda a mantener en calma el cuerpo y la mente. Tiene su origen en la India y ha vivido entre nosotros miles de años. ¿Pueden haber mejores razones para popularizar los mudras y hacer de ellos un método de curación casero?

Datos de interés

Todas las personas religiosas y súper humanas, como Mahavir, Gautam Buda, Adi Shankaracharya y otros, permanecerán en estos mudras. Los mudras son simples ejercicios de yoga con un enorme significado. En el *Tantra Shastra, el Upasana Shastra, el Nritya Sastra* y varios otros tratados antiguos se encuentran descripciones detalladas de los mudras.

❑ Los mudras pueden producir cambios milagrosos y mejorar nuestro cuerpo.

❑ Los mudras generan paz y dicha.

❑ Los mudras son remedios milagrosos. Proporcionan un alivio instantáneo en numerosas enfermedades.

❑ Los mudras pueden curar prácticamente cualquier dolencia, desde un simple dolor de cabeza a un ataque de corazón.

❑ Los mudras ayudan a moldear las cuestiones físicas, mentales e incluso morales de las personas.

❑ Algunos mudras pueden equilibrar los elementos del cuerpo humano en unos 45 minutos, mientras que otros actúan en pocos segundos.

❑ La práctica regular de algunos mudras puede curar el insomnio, la artritis y la pérdida de la memoria.

❑ Los mudras producen una revisión de los cambios negativos que se dan el cuerpo humano. También fomentan la piedad y propician la consideración hacia los demás.

❑ En el Kundalini Yoga los mudras ayudan a despertar la energía cósmica.

Los mudras y la danza

Los mudras o «lenguaje de los signos» son el elemento más importante de la danza. En la danza se expresan muchas cosas, y, sin embargo carece de textos. Si la danza es el lenguaje, los mudras son las palabras que se utilizan en él. Los mudras se realizan con los dedos, bien con una mano o con ambas. El bailarín o bailarina transmite aquello que desea con contorsiones de brazos y manos. La danza es evocadora y rica en articulaciones, sin que apenas se utilice en ella la expresión oral. La comunicación se basa en signos, gestos y movimientos. Es el poderoso lenguaje del cuerpo, universal y floral.

Hay dos tipos de mudras. En uno de ellos se utiliza sólo una mano; y en el otro, las dos. *Asamyukta hastam* significa mudras con una mano, y *Samyukta hastam,* mudras con ambas manos. *Samyukta* significa literalmente «unido». Existen 28 mudras que se realizan con una sola mano, y 24, con ambas manos.

A continuación veremos unos cuantos mudras de una sola mano.

Flexionar el dedo anular de la mano derecha por la mitad hasta que toque el pulgar. Mantener extendidos los otros tres dedos. Éste es el *mayura mudra,* o signo del pavo. Representa al pavo y expresa vomitar, también echarse el cabello hacia atrás, ponerse un *tilak* (punto rojo) en la frente, coger agua de un río sagrado y rociarse la cabeza con ella, enseñar *(upadesa),* y otros mensajes entre el que se halla el más común, el de la valorización. Así pues, como puede verse, un simple gesto, apenas el movimiento casi imperceptible de un dedo, puede significar muchas cosas.

Sentimientos tan opuestos como la amistad y la enemistad pueden expresarse también con un mudra realizado con ambas manos. La única diferencia estriba en los dedos. Se cierran todos los dedos de ambas manos a excepción de los dedos índices. Se colocan como dos ganchos, uno frente a otro. Se mueven en direcciones opuestas como dos enemigos, uno frente a otro. Después se flexionan todos los dedos menos los meñiques de ambas manos. Se doblan en forma de ganchos, colocados uno frente al otro. Ahora representan dos amigos. En ambos mudras, la mano izquierda está encima de la derecha.

Sin mediar palabra, estos mudras revelan mucho. ¡Imaginemos cuánto puede decir la combinación de varios mudras!

Un gran ejemplo del uso de los mudras lo encontramos en el *Kathakali* («historia teatralizada»), el clásico espectáculo dramático de Kerala, mundialmente conocido, que data del siglo XVII y se basa en la mitología hindú.

El *Kathakali* representa un drama, y se baila con un maquillaje y un vestuario muy elaborados. Es una narración emotiva que combina la danza y el diálogo y da vida en los patios de Kerala a múltiples mitos y leyendas. Los bailarines utilizan impresionantes trajes y maquillajes y se acompañan de tambores y coros para escenificar diversos estados de ánimos y emociones.

El *Kathakali* es fascinante. Es una armoniosa combinación de literatura (*Sahithyam*), música (*Sangeetham*), pintura (*Chithram*), teatro (*Natyam*) y danza (*Nritham*).

El vestuario es muy colorista, y el maquillaje del rostro lo realiza el propio artista, el cual durante la representación viste un tocado de madera muy característico. El maquillaje (*Aharya*) representa muchos rostros: *Pacha, Kathi, Thadi y Minukku*.

En el *Kathakali* los bailarines no hablan, pero con el movimiento de las manos o mudras y la expresión de sus rostros dicen muchas cosas. Un desenfrenado redoble de tambores y un címbalo que marca el *Thiranottam* da pie a que esta exquisita danza, que dura toda la noche, remita al mundo de la fantasía.

En el *Hasthalakshana Deepika*, el Libro de los gestos con las manos, hay 24 mudras básicos (posturas de las manos), que son los que sigue el *Kathakali*. En cada mudra básico hay los *Asamyukta mudras* (mudras de una mano) y los *Samyukta mudras* (mudras de ambas manos). Los mudras y sus separaciones totalizan 470 símbolos.

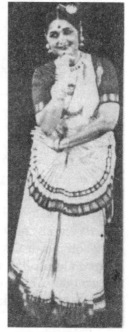

El *Kathakali* es tan sólo un ejemplo. Pero todas las otras danzas están también repletas del elocuente silencio de los mudras.

La doctora Kanak Rele, directora del Nalanda Dance Research Centre, en Juhu, Mumbai, explica que no es posible contabilizar el número de *hastas* o mudras que hay en una danza. «Cada estilo de danza tiene su propio sistema y categoría de *hastas* –dice–. Y cada sistema tiene sus *hastas* básicas, de las cuales un número determinado de ellas sufren diferentes variaciones y combi-

Kanak Rele

naciones. Por ejemplo, cada estilo de danza utiliza el *hasta* básico llamado *Pataaka* (bandera). Pueden efectuarse de diferentes maneras usando los dedos con las palmas de un modo u otro. En el *Kathakali,* que utiliza el texto sánscrito *Hastalakshanadeepika,* el *Pataaka* se realiza manteniendo la palma recta, con los dedos completamente extendidos y el anular doblado por la articulación media. Puede realizarse con ambas manos, y entonces se llama *Samyukta.* Si se efectúa con una sola mano se llama *Asamyukta.»*

Ganadora de diversos premios, la doctora Kayak Rele es famosa por haber recuperado la exquisita danza lírica *Mohini Attam* y haber introducido nuevos puntos de vista en la investigación de la danza clásica. Ha sido asimismo reconocida su pionera labor en la dinámica de la danza india, resumida en su teoría de Cinética corporal de la danza.

«Los usos del *Samyukta* son muchos –prosigue–. La diferente colocación de cada una de las manos alrededor del cuerpo crea el sol, un rey, un elefante, un león, una *torana* (guirnalda de flores para las puertas), un buey, un cocodrilo, etc. Con el *Asamyukta*, el lenguaje de la danza continúa. Es diferente. El *Bharata Natyam* utiliza el texto sánscrito *Abhinayadarpana,* en el cual el *Pataaka hasta* se realiza manteniendo la palma de la mano recta con todos los dedos extendidos y el pulgar tocando la palma. De este modo, con diferentes combinaciones y variedades, se crean cientos de *hastas* o mudras.»

El origen de los mudras no es muy claro. La mayor parte de los bailarines y practicantes de mudras coinciden en que son muy antiguos, pero no consensúan ninguna fecha. «El nacimiento de los *hastas* se debe a la necesidad de dar a la representación dramática un estilo», dice la doctora Kayak Rele. «Ese estilo fue codificado de modo que surgió un sistema originariamente único que abarcaba las diferentes partes de la India antigua. Se creó una práctica universal. Puesto que en la danza no hay una parte oral, el bailarín tiene que interpretar el texto con los *hastas* y las expresiones faciales adecuados.»

Los *hastas* son una expresión muy profunda y elocuente. Son la parte oral de la danza. Forman el alfabeto y sus combinaciones, crean palabras que forman nombres, acciones, cualidades y cosas. «Reflejan la vida o incluso expresan abstracciones», señala la doctora Rele. «Esos *hastas* son las palabras que se utilizan para formar las frases apropiadas. De modo que cada frase contiene diferentes *hastas*.»

Los mudras son muy indios. Posiblemente se han extendido a otras partes del mundo a partir de la India. «En las danzas del sudeste asiático podemos ver unos cuantos *hastas* un tanto rudimentarios o truncados. He podido observar que en las danzas hawaianas hay unos gestos manuales simbólicos y estandarizados, pero no son realmente *hastas*. Pero no se ven en ninguna otra parte del mundo», concluye la doctora Kanak Rele con determinación. Inmersa en el mundo de la danza durante más de cuatro décadas, sin duda algo debe saber al respecto.

Significado y función de los mudras

La palabra *mudra* significa literalmente «sello». En yoga tiene diferentes connotaciones, entre otras *bandhas* (llaves) y prácticas de meditación. Sin embargo, a los mudras se los asocia comúnmente a los gestos que se realizan con las manos. Los dedos están relacionados con distintos tipos de energía, y unidos de determinado modo producen efectos sutiles.

Los mudras pueden ayudar a equilibrar la energía que fluye por los *nadis* (canales) que nutren nuestros órganos internos. Con su ejercicio se puede también conseguir estados específicos de consciencia. Asimismo, ayudan a eliminar los pensamientos negativos y a alcanzar un estado de elevación espiritual.

Una vez hecha esta introducción básica, pasamos a presentar unos cuantos mudras que han sido desarrollados por Kareena, quien enseña yoga y dirige talleres de posturas y energía en Estados Unidos. Por lo general, no se requieren posiciones determinadas para su realización, en todo caso lo ideal es mantener la espalda y la cabeza rectas. Los ojos deben centrarse hacia abajo, hacia los orificios nasales o en el centro solar, entre las cejas para activar el tercer ojo. También puede ser de ayuda tocar con los pies el suelo o colocarse en la postura del medio loto. Estos mudras son fáciles de hacer y, hechos con regularidad, pueden cambiar nuestras vidas para siempre.

Mudra para la verdad

Levante las manos por encima de la cabeza y coloque la palma de la mano derecha sobre el dorso de la mano izquierda (los hombres, de modo inverso). Los codos deben estar ligeramente doblados y los hombros caídos hacia abajo. Imaginemos que formamos un triángulo sobre el chakra coronario intentando conectar con él. Las respiraciones deben ser cortas y rápidas, respiración de fuego, mientras nos centramos en el ombligo para crear la verdad interior.

Mudra para la alegría

Doble los codos y abra los brazos lateralmente. Coloque las manos a la altura de los hombros con las palmas hacia fuera. Presione los dedos meñique y anular en el interior de las palmas y cruce los pulgares fuertemente sobre ellos. Alce los dedos índice y corazón hacia el cielo, como el signo de la paz. Se hacen inspiraciones lentas contando hasta ocho. Se espira lentamente contando también hasta ocho. Sonría mientras siente el resplandor de su luz interior.

Mudra para recargarse de energía

Cierre el puño de la mano derecha y eleve el pulgar. Con la palma de la mano izquierda envuelva el puño derecho manteniendo el pulgar hacia arriba. Una ambos pulgares, levante los codos y empuje los brazos y las manos hacia delante, frente al pecho. Sienta cómo la mano izquierda resiste el empuje del puño de la mano derecha. Eche los hombros hacia atrás para aumentar la resistencia. Evite encorvar los hombros; mantenga el pecho y las costillas rectos. Centre la mirada en los pulgares, inspire lentamente contando hasta ocho y espire contando hasta ocho también. Sienta la energía que le irradia desde la base de la espina dorsal a los brazos y manos mientras se recarga.

Prácticas de visualización

El poder de la visualización es muy conocido. El poder positivo de la visualización diaria puede hacer que quien lo practica realice cosas extraordinarias. La ventana personal al mundo emana de la autoestima y del autoconocimiento. Si uno siente que puede, PUEDE. Las visualizaciones no están sólo relacionadas con los mudras, realizan un largo camino incluso en el día a día.

Se considera que los chakras son los centros de la energía psíquica. Si se visualiza con claridad e intensidad, se puede llegar a ser aquello que se ha visualizado. Obviamente no es así de simple. Sería milagroso si la visualización fuera tan sencilla. Pero con dedicación intensa y continuada y una práctica honesta, una persona puede llegar a sentirse plena y sana con la simple visualización del bienestar. De modo similar, si uno visualiza la enfermedad, provoca en su interior un aura de enfermedad que le hará caer enfermo. Todos nosotros vivimos parte de nuestras vidas de manera fantástica. A veces, empezamos creyéndonos lo que intrínsecamente no somos, hasta prácticamente el engaño, pero si seguimos afirmándonos en ello, llegamos incluso a serlo. Así es el poder mental. Crea una idea y luego la descompone con el poder del pensamiento.

Veamos los aspectos espirituales más relevantes del yoga y los mudras. Si, por ejemplo, contemplamos y visualizamos el centro de la tierra, todo nuestro ser puede llegar a ser el centro de la tierra. Cuando se llega a ser uno con el espacio, se dice que el cuerpo se «desintegra». En el espacio infinito, se ve lo que sólo puede llegar a describirse como «iluminación», o *ajna chakra*. A través de una visualización bien dirigida, incluso los problemas crónicos, tanto de la mente como del cuerpo, pueden curarse, pues la conexión entre ambos es profunda.

Simplemente hay que fundirse por completo con aquello que se visualiza y manifestar fuertemente el positivismo a nivel intracelular. Se generará un sentimiento de dicha absoluta. La alegría irradiará y la persona será un todo con su parte interna y externa. De la correcta conexión cuerpo-mente nacerá una curación holística.

Recientes investigaciones han demostrado que en las personas deprimidas se incrementa el riesgo de sufrir un ataque cardíaco, y ello no está asociado al tabaquismo o a la vida sedentaria. La parte del sistema nervioso que regula los ritmos cardíacos funciona de modo muy diferente en las personas deprimidas, y la alteración de sus plaquetas puede ocasionarles un bloqueo arterial.

Durante siglos la conexión mente-cuerpo ha sido objeto de intensos estudios. Primero, se creyó que la glándula pineal era el vínculo entre el cuerpo y el alma, y más tarde se pensó que esa función la ejercía la glándula pituitaria. Según la medicina moderna, la mente y el cuerpo son partes de un único sistema. Ahora creemos que la naturaleza ha utilizado las mismas moléculas para multitud de funciones tanto en el cerebro como en el cuerpo. Cuando algo va mal en el funcionamiento del cerebro, ello queda reflejado en otras partes del cuerpo.

Hoy en día, la nueva tecnología puede visualizar el funcionamiento de un cerebro deprimido. Las zonas con escasa actividad aparecen como puntos defectuosos. Las funciones corporales se bloquean a causa de la depresión y el estrés. El sistema inmunológico se desbarata y somos presa de muchas enfermedades. Tomarse un descanso, ser feliz, hace que el cuerpo se revitalice. Con frecuencia, el cuerpo enferma, y sin embargo, los exámenes médicos no muestran ninguna disfunción. Los médicos no se explican lo que sucede en esos casos. Después, con el tiempo, las emociones se equilibran de nuevo y el cuerpo se restablece.

Los animales expresan la conexión cuerpo-mente sin inhibiciones.

Gertrude Hirshi, gran experta en mudras, ha escrito sobre la visualización requerida para realizar el *lotus mudra*. Dice así: «Imaginemos el brote de una flor de loto en nuestro corazón. Cada vez que inspiramos la flor se abre un poco más hasta que, finalmente, se abre por completo y absorbe dentro de sí toda la luz del sol. Se llena él mismo de luz, ligereza, calidez, amor, deseo y dicha». A ello se une esta afirmación: «Me abro a la naturaleza; me abro al dios que hay en cada ser humano; y me abro a la Divinidad para ser generosamente bendecido».

Para llenarse uno mismo de energía, Gertrude recomienda la siguiente visualización mientras se realiza el *Shiva linga:* «Imagine que su mano izquierda es un mortero y su mano derecha la mano del mortero. Con las primeras respiraciones, deje caer mentalmente en su mano izquierda, como si fueran piedras oscuras, cualquier cosa que le haga sentirse mal. Con el extremo de la mano derecha, muela todo finamente hasta hacer de ello un polvillo que luego volará de su mano como si fuera arena fina. Después, permanezca sentado un rato y deje que la energía sanadora fluya al interior del cuenco formado por la mano (la energía de reserva) a través del dedo pulgar de la mano derecha». Con fervor repita la siguiente afirmación varias veces: «La luz sanadora ilumina cada célula de mi cuerpo, disuelve todo lo que debe disolverse y crea todo lo que debe crearse de nuevo. ¡Gracias!».

A fin de realizar el *joint mudra* para tener más flexibilidad, Gertrude dice: «Visualice imágenes en la que disfrute plenamente de su flexibilidad; mueva libremente los brazos y las piernas, el cuello y la cabeza. Contémplese como un danzarín, un atleta o un artista y sienta cómo le fluye la energía y su estado mejora». Aconseja hacer la siguiente afirmación: «Disfruto de mi flexibilidad. Eleva mi espíritu y estimula mi mente».

De este modo, cada mudra se acompaña de una profunda visualización y de una afirmación. Todos ellos son positivos, elevan el espíritu y dan energía, a la vez que conducen a nuevas etapas de reconocimiento y crecimiento. Es como decirse a uno mismo que cree en todo aquello que creía imposible. La fe obra milagros. Adopte la actitud de un ganador. Crea en que puede llegar a lo más alto y llegará a lo más alto. Crea que es débil y que falla, y caerá abatido. Así pues, ¿por qué no realizar los mudras sanadores adecuados, visualizar el bienestar, afirmarlo, y descubrirse completo y bien?

La visualización se utiliza también en otras esferas. Es una herramienta eficaz para recuperarse de una operación. Es un buen recurso para aquellos que buscan grandes resultados en cualquier campo, particularmente en el deporte, en el que se va superando la fase estándar hasta subir a la fase del esfuerzo sobrehumano. La soledad del corredor de fondo es legendaria, una soledad en la que se vive sólo para un sueño. Es común a todos los deportes; cuanto más arriesgado sea, mayor es el poder de la mente. Incluso en la guerra, el adoctrinamiento para la batalla transforma a un simple pastor en una máquina bélica. ¡Tan grande es el poder mental!

En el *Hatha Yoga Pradipika* y en el *Gerandha Samhita* se encuentran algunas técnicas que ayudan a la visualización en la meditación sobre los chakras.

La práctica de los mudras

Muchos mudras se asocian normalmente sólo a las manos. Varios de ellos se han conservado en las danzas indias o bien como símbolos, siendo el más famoso de ellos el *Chit-mudra,* que expresa el *chit* o la sabiduría de la más alta consciencia. Pero para el yogui, la palabra *mudra* se traduce como «sello»; el «sello» que guarda y protege.

Se dice que los mudras despiertan la energía *kundalini.* Deben practicarse o bien antes o bien después de otras prácticas yóguicas, como el *pranayama* o los *asanas.* Los mudras pueden practicarse fácilmente. La práctica del *maha-mudra* es especialmente fácil de realizar. El *maha-mudra* se hace para ayudar a visualizar el *sushumna nadi,* (canal astral por el que circula la energía).

Para realizarlo hay que sentarse en el suelo y colocar el talón izquierdo sobre el perineo, con cuidado de no sentarse sobre él. La pierna derecha se deja estirada, en ángulo recto con el cuerpo. Se coge el pie izquierdo con ambas manos, no simplemente tocándolo sino agarrándolo con firmeza. La concentración se llevará al centro entre las cejas. Se fijará la mirada hacia el interior y se visualizará claramente el *sushumna nadi* como una concha radiante que recorre verticalmente el cuerpo de arriba abajo. Se inhala. Se realiza el *jalandhara-bandha* (la barbilla se inclina y se presiona firmemente contra el pecho), y se mantiene la respiración mientras se sigue visualizando el *sushumna nadi.* La visualización es sólo del canal psíquico y no de los chakras. Puesto que el talón del pie está en el perineo, y la atención se ha centrado también entre las cejas, se percibe de inmediato dónde comienza el *sushumna* y dónde acaba. Tras mantener la respiración tanto como uno pueda, se levanta la barbilla y se espira lentamente.

Esto es la primera parte del ejercicio. Se repite de nuevo, pero esta vez con la pierna izquierda estirada y el pie derecho sobre el perineo. Es la segunda mitad del desarrollo completo del *maha-mudra*. Si así se requiere, debe realizarse varias veces el ejercicio completo. Es necesario visualizar el *sushumna* con claridad.

Tras finalizar el *maha-mudra*, se realiza el ejercicio llamado *maha-bandha*. Debe colocarse el talón izquierdo contra el perineo. La pierna derecha irá sobre el muslo izquierdo. Se inhala, la barbilla cerrada, y se colocan las palmas en el suelo. Como parte del *maha-bandha*, debe realizarse el *mula-bandha*, contrayendo los músculos para cerrar o «atar» el ano, mientras se contraen también los músculos como si se quisiera empujar hacia arriba el tubo digestivo. El *mula-bandha* debe mantenerse firmemente mientras se sigue realizando el *maha-bandha*. La contemplación se centra entre las cejas. Y, al igual que en el *maha-mudra*, se visualiza el *sushumna*. Como antes, se levanta la barbilla y se saca el aire lentamente.

Finalmente, prosiguiendo con el *maha-bandha*, se realiza el *maha-vedha*. Se respira profundamente y se mantiene la respiración, mientras se baja la barbilla de nuevo en el *jalandhara-bandha*, presionando las palmas de las manos contra el suelo, se elevan las nalgas. Después, se bajan las nalgas con suavidad hasta que toquen el suelo. Los *maha-mudra*, *maha-bandha* y *maha-vedha* son tres partes de un solo ejercicio y se realizan a la vez.

Los tres producen efectos en el perineo. Se ejecutan porque ayudan a sensibilizarse sobre el inicio del *su-*

shumna. En el entrecejo es donde termina el *sushumna.* La concentración debe moverse libremente por todo este canal, pues el *sushumna* no tiene arriba, abajo o parte media sino un solo campo, ¡se trata de un único *sushum-na!* Por tanto, esta meditación, como todas las meditaciones, no se fija en un solo punto. En la meditación, el *chitta* o mente no se fija en una cosa, ¡hay movimiento! El movimiento puede limitarse sólo al *sushumna,* pero sin que haya limitación de movimiento de consciencia en ese campo. Lo único que se limita es el campo de atención.

El *kechari-mudra* es un mudra muy tradicional. Se dice que estimula la concentración. Consiste en doblar la lengua hacia atrás hasta llegar a tocar la parte posterior de los senos nasales. No es fácil hacerlo. Otros tratados de yoga, como el *Gerandha Samhita* aconsejan el *nabho-mudra,* en el que la lengua se dobla hacia atrás en el paladar hasta llegar a la úvula o campanilla, o tan lejos como se pueda. Se cree que cuando la lengua va hacia atrás y hacia arriba la agitación mental cesa. El *nabho-mudra* está considerado como un sustituto del *kechari-mudra.*

El *yoni-mudra* es excelente para la meditación sobre los chakras, pues cierra el paso o bloquea totalmente cualquier tipo de distracción. Se denomina *yoni,* que significa «útero», pues, al igual que un bebé en el útero, la persona que lo practica no tiene contacto con el mundo exterior y, por consiguiente, no hay exteriorización de la consciencia. La postura recomendada es el *siddhasana,* considerada la mejor para cerrar los orificios inferiores. Si no es posible el *siddhasana,* se intentará el *padmasana.*

El yogui cierra pues todos los orificios superiores. Primero los oídos, que se cierran colocando los pulgares sobre ellos. La espalda debe mantenerse recta. Después, se cierran los párpados y se colocan las puntas de los dedos índices sobre ellos. Si molestara la presión de los de-

dos sobre los globos oculares, se intentará cerrar los párpados llevándolos hacia abajo con los dedos, de modo
que la única presión que se haga sea debajo de los ojos
(sobre los pómulos). Los dedos corazón cerrarán los orificios nasales. Los anulares descansarán sobre el labio superior, mientras que los meñiques lo harán sobre el labio
inferior. Los codos se colocarán hacia fuera: el derecho
en un ángulo de noventa grados con el lado derecho, y
el izquierdo fuera necesario un ángulo de noventa grados
con el lado izquierdo. Deben mantenerse así durante todo
el ejercicio, sin dejarlos caer. Si fuera necesario, puede
apoyarse uno en algún sitio. Las personas que se dedican
a estas prácticas utilizan una varita en forma de T que se
llama *yoga-danda,* que según se cree cambia también el
flujo de la energía a través de los *nadis.* Esto es importante cuando ese flujo de energía, que en una persona
sana tiene su propio ritmo natural, sufre alguna alteración debida a alguna perturbación en el complejo cuerpo-mente. Si eso ocurriera, la normal regulación de la
corriente energética de un lado a otro del cuerpo sería
muy lenta, y el flujo dominaría más en un lado que en
otro. Para ayudar a controlar esto, el *yoga-danda* se coloca
debajo de la axila del costado en que el flujo de la energía
es dominante. Si esto ocurre en el lado izquierdo (*ida*), el
yogi coloca el *yoga-danda* bajo la axila izquierda, y entonces el flujo comenzará a correr y finalmente empezará a
fluir en el *pingali nadi,* en el lado derecho.

En la técnica de respiración del *yoni-mudra* hay dos
variantes. La primera de ellas consiste simplemente en
dejar de apretar los orificios nasales con los dedos corazón cuando uno desea inspirar y espirar. En la otra técnica, los orificios nasales se mantienen fuertemente ce-
rrados. Los dedos anulares y meñiques permanecen en su
sitio también, pero los labios se abren como si se quisiera

hacer un mohín o como si se fuera a silbar. En el *Gerandha Samhita* se recomienda respirar por la boca, y a esto se le llama *kaki mudra*. Algunos profesores, como Swami Sivananda, recomiendan respirar por la nariz. El practicante deberá escoger aquello que le sea más conveniente.

En el *yoni-mudra*, los yoguis no aconsejan un tiempo determinado para el proceso inspiración-retención-espiración. No hay que preocuparse por la duración de este proceso. Como en la mayoría de los ejercicios de yoga, es muy importante la retención del aire. Hay que mantener la respiración tanto tiempo como uno pueda. Y, en la retención, hay que concentrarse y visualizar cada chakra por separado y durante un tiempo, visualizando, por ejemplo, el chakra de cuatro pétalos con el cuadrado amarillo en el lugar donde el cuerpo toca al suelo. Se visualizan las dos deidades, así como las descripciones que se tienen, y se repite el mantra, etc., hasta ser uno con el centro de la tierra y sentirse absorbido por ella. La consciencia entonces se traslada al siguiente centro.

En la meditación de los chakras, los yoguis han experimentado diferentes «sonidos». En el *Gerandha Samhita*, los siete pasos principales de yoga están destinados a que el estudiante oiga los «sonidos internos». El mudra es uno de los siete pasos que los yoguis emplean para ayudarse a escuchar esos sonidos internos.

Los yoguis del *yoni mudra* no sólo visualizan los chakras uno a uno, sino que además escuchan atentamente los sonidos internos o lo que popularmente se denominan «sonidos místicos». Los escritos sobre yoga dicen que si uno es diestro, oirá esos sonidos por el oído derecho, y si se es zurdo, se oirán por el oído izquierdo.

Otra práctica de mudra recomendada por los escritos yóguicos para oír los sonidos internos es el *sambhavi mudra*. Al igual que el *yoni mudra*, es más un ejercicio espiritual que un ejercicio físico. También mencionan esos escritos que debe sentarse uno en posición *siddhasana* y cerrar los oídos con los dedos pulgares (como en el *yoni mudra)*. Aunque los ojos se mantienen abiertos en el *sambhavi mudra,* se supone que el practicante debe «mirar sin esperar ver nada». Los ojos permanecen abiertos, pero la atención está en el interior. La práctica es un «sello» con el que se evita que la consciencia se exteriorice. Cuando cesa toda exteriorización, sobreviene la experiencia de sentir una gran dicha interior. Por esa razón algunos yoguis, entre ellos los tibetanos, llaman al mudra «fuente de dicha».

Dado que estos mudras están indicados especialmente para la meditación de los chakras, no se recomienda combinarlos con otros tipos de meditación. Ello los haría menos efectivos. Existen numerosos ejercicios de purificación, así como numerosas prácticas *pranayama* y *asanas;* todo ello proporciona a los estudiosos y practicantes comprometidos una gran variedad de oportunidades para hacer meditación y llegar al autodescubrimiento.

Se trata tan sólo de una ojeada superficial, habida cuenta de las limitaciones que tiene el resumir en unas cuantas palabras un tema tan antiguo, rico y profundo. Los grandes maestros se han dedicado toda la vida a descubrir los mudras, y cada día que pasa hay algo que añadir al vasto conocimiento de la materia. Imaginemos: tan sólo un gesto con las manos aparentemente insignificante, una pequeña oración, un poco de visualización y verse enseguida transportado a una nueva consciencia. Cuanto más se ahonda en el tema menos se sabe, y aprender todo acerca de él significaría tanto tiempo como el que necesitó la creación para manifestarse en todo su esplendor.

Música y color:
acompañamientos preferibles

En cualquier actividad significativa, una atmósfera propicia es un gran catalizador.

Un entorno adecuado, buena música, colores, aromas y otros muchos factores ambientales proporcionan al practicante buenos momentos. Momentos que pueden ser infinitos para el auténtico creyente, unas ventanas abiertas a la dicha y al embeleso. La persona se sentirá invadida por un inexplicable éxtasis.

La música adecuada tiene un efecto calmante. Incluso en los hospitales, la música acompaña en las salas de los quirófanos. Sus efectos terapéuticos, incluso en plantas o animales, han sido comprobados, y en la práctica de los mudras transporta a quien los realiza a un estado de profunda relajación.

De cualquier modo, la elección del tipo de música es algo muy personal, si bien se ha demostrado que la música clásica, los solos instrumentales y los sonidos ligeros son los más propicios para conseguir el ambiente de elevación necesario en todo viaje espiritual. La música suave produce una atmósfera tranquila, mientras que la música dura y estridente puede inducir a la agresividad.

Al igual que la música, los colores juegan también un papel muy importante. No hay una regla general y no hay colores «buenos» o colores «malos». El uso de los colores también es subjetivo y depende del gusto personal, del ambiente, de las imágenes, del modo en que nos sentimos, de nuestro desarrollo personal y de muchos otros factores.

La investigación sobre el color ha sacado a la luz algunas conclusiones interesantes. Se cree que el color rojo beneficia la circulación sanguínea, el naranja ayuda a levantar el ánimo, el amarillo estimula la digestión, el violeta es el color de la transformación, el marrón estabiliza, el verde regenera, el azul calma, y el blanco contiene todos los colores y significa pureza.

De modo que no debemos infravalorar el poder de la música y el color como complementos. Para crecer, del modo que sea, el ambiente es muy importante. En las grandes ciudades de hoy en día han reaparecido el yoga, la meditación y otras técnicas de autoayuda. El ejecutivo estresado se ha dado cuenta de que el dinero y las cosas que conlleva no le mantienen cuerdo o sano. Así pues, existen retiros, lugares de reunión, balnearios, agrupaciones, incluso diminutos rincones en las casas particulares dedicados a proporcionar un poco de privacidad al buscador espiritual.

Las terapias alternativas, la autoayuda, diversos tipos de reciclajes personales y eventos se desviven apresuradamente en dar soluciones cuando la experiencia humana no sólo está magnificada sino que además envasa cápsulas de tiempo. Cada generación está más y más resentida y pronto llega el agotamiento. Todas las formas de sanación se han extraído del pasado, mientras que el hombre nuevo de la Era de Acuario llega al *Nirvana* en el tiempo que tarda en hacerse un café.

El significado de «Namasté»

El gesto del *Namasté* es esencial-
mente indio y, en consecuencia,
muy antiguo. Es parte integral de
la cultura india; su esencia se en-
cierra en la unión de ambas palmas de las manos, hacia arriba y
frente al pecho, a modo de saludo.
Se utiliza siempre, en cualquier
ocasión, y es la quintaesencia india. En este simple gesto radica la
intemporalidad de la India, la madre de todas las culturas. Si hubie-

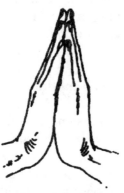

Atmanjali mudra

ra que buscar un gesto representativo del país, sería sin
duda alguna el sencillo, humilde y simbólico *Namasté*.
Es también una de nuestras exportaciones más extendida en todo el mundo.

El *Namasté* representa la creencia de que cada uno de
nosotros tiene una chispa divina en su interior localizada
en el chakra del corazón. El gesto es el reconocimiento de
una alma a otra. Literalmente, *Nama* significa «reveren-
cia», *as* significa «yo», y *te* significa «tú». Por consiguiente, *Namasté* significa «respétame» o «te respeto».

Para realizar el *Namasté* se colocan las manos frente
al chakra del corazón, se cierran los ojos y se inclina la
cabeza. Puede hacerse también colocando las manos
frente al tercer ojo, inclinando la cabeza y llevando des-

pués las manos al corazón. Se trata de una profunda demostración de respeto.

El *Namasté* permite al maestro y al alumno unirse energéticamente en un lugar intemporal, libres de las ataduras del ego. En clase de yoga, el *Namasté* debe realizarse preferentemente al inicio y al final de la misma. Pero el *Namasté* no necesita una ocasión determinada. Se puede hacer en cualquier lugar, en cualquier momento, sin ningún ritual ni condición previa. Es un saludo instintivo e incondicional a la creación.

Anjali mudra

Anjali significa «ofrecimiento» y el *anjali mudra* se acompaña con frecuencia con la palabra *Namasté*. Este gesto se encuentra también en ciertos asanas –en el *Tadasana* (postura de la montaña), antes de hacer el *Saludo al sol*, o en las posturas de equilibrio como el *Vrksasana* (postura del árbol). Esta posición sagrada de las manos se encuentra en toda Asia.

Este gesto de inclinación de las manos frente a una persona a veces se malinterpreta como un gesto de sumisión. Hay muchos hombres y mujeres de los llamados «modernos» que lo consideran un gesto incómodo. En la India urbana actual, debido al deterioro de nuestras tradiciones y al continuo asalto de las influencias occidentales, se considera que hacer el *Namasté* no es moderno ni *cool*. Se cree que es algo anticuado, pasado de moda. Pero se debe tan sólo a que las nuevas generaciones no entienden la belleza de este gesto, que es de recogimiento espiritual.

Estrecharse las manos ha sido asumido como un gesto urbano de bienvenida, pero tristemente falto de significado si lo comparamos con la rica tradición cultural que tiene el *Namasté*.

El *anjali mudra* es uno de los cientos de mudras que se utilizan en los rituales hindúes, en las danzas clásicas y en el yoga. Consumado saludo indio, salutación sagrada, el *Namasté* se traduce frecuentemente como «reverencio la divinidad de tu interior desde mi divinidad interior». Este saludo es la esencia de la práctica yóguica de ver al Divino en toda la creación. Por ello se ofrece de igual modo a las deidades, a los maestros, a los familiares, a los amigos, a los desconocidos, a los ríos sagrados y a los árboles.

Cuando se llevan las manos unidas al centro del ser, se conectan literalmente los hemisferios derecho e izquierdo del cerebro. Se trata del proceso yóguico de unificación, la unción de la naturaleza activa y la receptiva. Desde la visión yóguica del cuerpo, el corazón espiritual o energético se visualiza como un loto en el centro del pecho. El *anjari mudra* alimenta el corazón de ese loto con la consciencia, alentándolo suavemente para que se abra como hacen el agua y la luz con una flor.

El mudra debe iniciarse sentándose en una postura cómoda, como la de *Sukhasana* (postura sencilla). Mantener recta la columna desde la pelvis y extender las vértebras del cuello inclinando ligeramente la barbilla. Después se unen las palmas abiertas y se llevan lentamente al centro del pecho, como si se quisieran recoger en el corazón todos los recursos que uno tiene.

Se repetirá el movimiento varias veces, meditando con las propias metáforas para reunir el lado izquierdo y el derecho de uno mismo —lo masculino y lo femenino, la lógica y la intuición, la solidez y la ternura— en un todo.

Ahora, para poner de manifiesto la fuerza que conlleva la imposición de las manos sobre el corazón, intentaremos llevar las manos a un lado o al otro de nuestro centro y luego haremos una pausa. ¿No sentimos un ligero desequilibrio, como si el centro de gravedad se hubiera movido? Después, volviendo de nuevo al centro, percibiremos lo grato que es estar en la línea central, como si un imán nos condujera al núcleo. Suavemente, nos tocaremos el esternón (el hueso plano donde se articulan las costillas) con ambos pulgares como si fuera el timbre que abre la puerta de nuestro corazón. Extenderemos los hombros para ensanchar el pecho. Percibiremos el espacio que se forma bajo las axilas cuando alineamos los codos con las muñecas; si permanecemos así un tiempo, sentiremos la experiencia del gesto. Cambia el talante y la consciencia.

A continuación, imaginaremos que estamos empezando a hacer yoga –o cualquier actividad en la que se tiene que estar centrado y consciente de que el estado interior propiciará una nueva experiencia. Volveremos a realizar el *anjali mudra,* pero esta vez separaremos ligeramente las palmas de las manos, como una copa, de modo que parezcan el capullo de una flor de loto. En función de la orientación espiritual de cada persona, se puede plantar metafóricamente una semilla de oración, una afirmación, o bien forjar una idea, como «paz», «claridad» o «vitalidad», en el interior del *anjali mudra.* Bajaremos la barbilla hacia el pecho y percibiremos un sentimiento de humildad y recogimiento con el que iniciar el ejercicio que deseamos hacer, a la espera de recibir todas las cosas buenas que están por llegar. Es importante que este *anjali* u ofrecimiento sea sincero hacia el propio yo, así será más efectivo y elevará nuestro espíritu. En este gesto, uniremos mente (consciencia), sentimiento (corazón) y acción (cuerpo). Cuando percibamos que la invocación se ha completado, elevaremos los dedos a la altura de la frente, *ajna chakra,* (chakra del entrecejo) y nos detendremos a sentir el efecto calmante del contacto. Volveremos a dirigir las manos al centro para llevar la intención al interior del corazón.

Ahora se empieza a realizar aquello que se pretende. Uno se sentirá dichoso, conectado con el presente. El momento estará lleno de paz y significado. Percibirá que es mucho más fácil estar centrado y feliz con lo que se está haciendo. El *anjali mudra* se puede utilizar también con el Saludo al sol y otras muchas *asanas* para volver y mantener el centro. La tercera postura, tanto en el *Virabhadrasana* (primer guerrero) como en la postura del árbol, las manos juntas por encima de la cabeza, sigue siendo el *anjali mudra.* La conexión consciente del movimiento ascendente de las manos siguiendo una invisible línea energética al corazón ayudará a la postura y a mantener el recogimiento interior. El *anjali mudra* puede realizarse en cualquier momento, así como al inicio y final de cualquier tarea que uno considere importante.

En la vida diaria, este gesto de devoción puede usarse como un método para unir la experiencia interna y la externa, agradeciendo los alimentos que se van a recibir, comunicando nuestros sentimientos en una relación afectiva, o bien apaciguándonos cuando estemos estresados o airados. El *anjali mudra* es un método antiquísimo que ayuda a los seres humanos a recordar el regalo de la vida y a usar ese regalo sabiamente. Este mudra es casi tan antiguo como el principio de los tiempos. Es rico en sentimiento, significado y esencia. En un momento de suma simplicidad, por medio del *anjali mudra,* nos veremos transportados a la eternidad.

Los mudras en las artes marciales

Como ocurre con los diferentes tipos de yoga, los mudras se utilizan mucho en las artes marciales. Todo aquello que pueda fortalecer, que dé solidez al cuerpo y la mente, se utiliza en cualquier tipo de autoayuda, independientemente de su origen y sin ningún prejuicio.

Fuentes fidedignas señalan que el origen de los mudras está en el budismo esotérico, concretamente en las escuelas *Tendai* y *Shingon*. Antiguamente se creía que los mudras proporcionaban concentración espiritual y fuerza, lo cual ayudaba enormemente al alumno.

Pero hoy en día, con los modernos conceptos y las nuevas técnicas de aprendizaje, los mudras no están de moda. Al igual que otras muchas tradiciones antiguas han quedado relegados a los libros de historia. Así pues, los mudras, los *mantras* (cantos o palabras cantadas) y los *mandalas* (inscripciones, pinturas o pergaminos que proporcionan energía espiritual) –todo ello, en un tiempo, parte importante de la formación de un artista en artes marciales–, son en la actualidad, en el mejor de los casos, un vago recuerdo. Pero si el maestro es un purista no olvidará la aportación de los mudras en su enseñanza.

Los mudras dotan a las *katas* de las artes marciales de una especial ventaja. El uso de los mudras explica a veces algunos raros movimientos en medio de una *kata*, los cuales por sí mismos no tendrían significado en una determinada técnica de lucha. En las artes marciales hay explicaciones reservadas y mágicas de los mudras utilizados, a veces de difícil compresión incluso para el experto en artes marciales. Tomemos por caso el simple gesto de enfundar la espada. Incluso en ello hay un sutil juego de manos. No se trata de la pura afectación de un determinado estilo, sino la secreta formulación de un mudra para acabar el combate, protegerse de los espíritus malignos y ofrecer plegarias a la muerte.

En las artes marciales, los mudras se han utilizado a menudo junto a diversos rituales y cantos. Un mudra muy común es el «mano de espada», o *shuto*. Los dos primeros dedos quedan extendidos, mientras que el pulgar y los tres dedos restantes se cierran. Este movimiento, examinado de cerca, puede encontrarse sutilmente escondido en algunas obras pertenecientes a las antiguas escuelas de artes marciales o en las estatuas budistas. Representa la espada de la iluminación, la que acaba con todos los engaños. A veces, el puño de la otra mano cubre las puntas de los dedos extendidos. También esto tiene un significado simbólico.

Otro mudra conocido es el *kuji no in*, o los nueve signos de la mano utilizados en conjunción con nueve palabras de poder que proporcionan fuerza espiritual al practicante. Ambas manos se entrelazan en una serie de nueve signos realizados en conjunción con nueve palabras derivadas del sánscrito.

Aparte de haberlo visto realizar a un sacerdote *mikkyo* o a un practicante de *kryu,* quizá también lo hayamos visto en una de esas terribles películas *ninja* japonesas, pues los *ninjas* eran como magos a los ojos de la gente común.

Hay cuentos, incluso historias modernas, en los que algunos expertos pueden con un solo grito *(kiai)* abatir a un pájaro en pleno vuelo. Después, el maestro *kiajut-*

su vuelve a gritar y hace que el pájaro retome el vuelo. Se dice que los maestros de *Tai chi chuan* podían, y se supone que pueden todavía, rechazar a cualquier atacante con su energía espiritual o *chi*. Los mudras, al igual que esos fantásticos poderes, se encuentran en muchos *koryu* como parte de la naturaleza esotérica.

Mudra es una palabra sánscrita que significa «signo» o «sello». Se trata de un gesto o postura, generalmente de las manos, que cierra y guía el fluido de la energía y se refleja en el cerebro. Doblando, entrelazando, extendiendo y tocando los dedos y las manos, podemos «hablar» con el cuerpo y la mente, ya que cada parte de la mano corresponde a una determinada zona de éstos.

Del dedo meñique al pulgar, cada uno de los dedos representa tierra, metal, fuego, madera y agua respectivamente. Todo el universo está en nuestros diez dedos y, según se dice, aunque sólo tenemos diez dedos el número de mudras es infinito. Los mudras pueden utilizarse tanto para la meditación como para la sanación.

Los mudras pueden significar varias cosas. Pueden ser un simple gesto, una postura de las manos, un símbolo, una posición de los ojos, posturas corporales, incluso técnicas de respiración. En el *Hatha Yoga*, junto a los ejercicios físicos, la limpieza y la respiración, hay 25 mudras. En el *Kundalini Yoga*, yoga dirigido a mejorar la fortaleza espiritual, los mudras de las manos se realizan para conseguir un mayor efecto.

El principal objetivo del yoga es conseguir que la humanidad y la consciencia cósmica formen una unidad. El pulgar simboliza la consciencia cósmica y el índice, la consciencia individual. El índice representa la inspiración, y el pulgar, la intuición. Cuando las puntas de ambos dedos se unen, la conexión es completa y la intuición y la inspiración forman una unidad.

Orígenes

El origen de los mudras sigue rodeado de misterio. Se encuentran en todo el mundo y se han utilizado durante siglos. Los mudras están en la vida diaria, en la religión, en la danza, en el arte, e incluso en el Tantra. Los mudras son extremadamente importantes en la iconografía budista y en la hindú. Su significado es a la vez esotérico y exotérico. Son también una importante ayuda para identificar a los budas, a los bodhisattvas y a las deidades.

A continuación, se relacionan algunos de los mudras más comunes:

❑ *Abhalaya mudra:* Mudra de la bendición o de protección. La mano derecha se levanta a nivel del hombro con la palma hacia afuera.

❑ *Anjali mudra:* Mudra de saludo, gesto de respeto y, por supuesto, de oración. Ambas palmas unidas a nivel del corazón con los dedos hacia arriba.

❑ *Vitarka mudra:* Mudra de la enseñanza. La mano derecha se eleva a la altura del corazón con la palma hacia fuera. El pulgar y el índice forman un círculo. Señalando hacia abajo, la mano izquierda queda hacia fuera o reposa en el regazo palma arriba.

❑ *Varada mudra:* Mudra de la concesión o de la generosidad. Señalando hacia abajo, la palma de la mano derecha queda hacia arriba.

❑ *Dharmachakra mudra:* El mudra de la rueda o del *Dharma* (enseñanza). Las manos se elevan a la altura del corazón, los pulgares y los índices de cada mano forman un círculo que se toca entre sí. La mano izquierda mira hacia dentro; la izquierda, hacia fuera.

❑ *Bhumisparsha mudra:* Mudra de tocar la tierra (también llamado «testigo de la tierra») La mano izquierda descansa en el regazo con la palma hacia arriba. La mano derecha descansa con la palma hacia abajo sobre la rodilla derecha con los dedos hacia la tierra.

❑ *Dhyani mudra:* Mudra de la meditación. Las dos manos se juntan en el regazo con las palmas hacia arriba. El dorso de una mano (generalmente la derecha) descansa sobre la palma de la otra, la punta de los pulgares se tocan ligeramente. Hay diversas variedades de este gesto.

Budas, bodhisattvas, deidades hindúes y mudras

Dejaremos de lado de momento los aspectos sanadores de los mudras y echaremos un vistazo al panteón de los dioses y las diosas del mundo en sus diversas encarnaciones.

Las creencias son subjetivas y dependen de una serie de factores que pueden ir desde el clima y la topografía a la economía y los hábitos alimentarios.

La mayoría de las divinidades del este asiático han sido ideadas con gran destreza, creatividad e imaginación. Incluso hoy en día deslumbran a las mentes más brillantes con las formas, colores y mudras que muestran para representar los sentimientos, emociones y aspiraciones que realizan.

No es coincidencia que nuestras deidades estén en varios mudras. A medida que vayamos avanzando en el libro veremos que los mudras elegidos por las representaciones de la divinidad son muy especializados.

Cada mudra refleja un punto de vista definido determinado por la deidad. Así que todo esto no es nuevo. Los mudras son muy antiguos.

Bastante antes de tocar agua en Marte, nuestros antepasados conocían el enorme poder que tenemos en los dedos. Y luego, el mudra correspondiente llegó a la deidad elegida según el papel que ésta tenía que desempeñar en nuestra vida.

Budas

En las diversas escuelas del budismo *Mahayana* (el «gran vehículo», que incluye el budismo tibetano, el budismo chino Ch´an y el zen japonés) se reconocen a la mayoría de los budas citados a continuación. El budismo *Theravada* (o *Hinayana*, el «vehículo menor», el budismo de Sri Lanka, Tailandia y Burma) sólo reconoce a Sakyamuni (y quizá a Maitreya y a unos pocos más), y a Amoghashiddhi se le denomina Sakyamuni, con las manos en posición del *abhaya mudra,* y no Amoghashiddhi. El budismo nepalí tiende a mezclar y reconocer a ambos budas y a las divinidades hindúes.

Los cinco budas Dhyani

Los cinco *budas Dhyani* son los budas celestiales que se visualizan en la meditación y se consideran grandes sanadores de la mente y del espíritu. No son figuras históricas como el buda Gautama (Sakyamuni), sino seres trascendentes que simbolizan los principios o las fuerzas divinas universales.

Akshobhya

El budismo nepalí considera a Akshobhya el segundo buda *Dhyani.* Se representa sentado en la postura Vajraparyanka, y con su mano derecha haciendo el mudra Bhumisparsha (tocar la tierra) pone a la tierra por testigo (generalmente, el buda *Sakyamuni* adopta la misma postura). Representa el principal elemento cósmico del *Vijnana* (consciencia). La mano izquierda reposa en el regazo, mientras que la derecha descansa sobre la rodilla derecha con las puntas de los dedos corazón tocando la tierra y la palma vuelta hacia dentro. Su montura son dos elefantes y su símbolo es el *vajra* (rayo). Su homóloga femenina es *Locana*.

Buda Amitabha

Es el buda más antiguo de los *Dhyani*. Se dice que reside en el cielo *Sukhabati* en tranquila meditación. Representa el elemento cósmico del *Sanjna* (nombre). Su montura es un pavo. Está sentado en la postura del loto: la pierna derecha sobre la izquierda, las manos con las palmas vueltas hacia arriba, la derecha sobre la izquierda, en el regazo según el *samadhi mudra*. Su homóloga femenina es *Pandara*. Amitabha representa la «luz infinita» o lo incomprensible.

Buda Amoghashiddhi

Es el quinto buda de los *Dhyani*. Está sentado en la postura del medio loto: la pierna izquierda sobre la derecha; la mano izquierda está abierta, con la palma hacia arriba, en el regazo, mientras la derecha permanece en la posición del mudra *Abhaya*. Representa el elemento cósmico de *Samskara* (ciclo de nacimiento y muerte). Su color es el verde y su símbolo es el *viswa vajra* o el doble rayo. Es la personificación de la estación de las lluvias. Su medio de transporte es *Garuda*.

Buda Ratna Sambhav

Se le considera el tercer buda *Dhyani*. Su símbolo es una alhaja y sus manos están en la posición del mudra *Varada* (donación suprema). Representa el elemento cósmico del *Vedana* (sensación). Su color es el amarillo. Su homóloga femenina es *Mamaki*.

Buda Vairochana

Según el budismo nepalí, el buda Vairochana es el primer buda de los *Dhyani*. Representa el elemento cósmico del *Rupa* (forma). Su color es el blanco, y tiene las manos unidas delante del pecho con los dedos unidos en la posición del mudra *Dharmachakra* (oración). Su homólogo femenino es *Vajradhatviswari*.

Buda Bhaisajya

A este buda se le conoce como el buda de la sanación o de la salud, y se cree que proporciona remedio espiritual cuando es debidamente venerado. Viste ropas monásticas y se sienta con las piernas cruzadas. La mano izquierda, que descansa en el regazo con el mudra de la meditación, generalmente sostiene un cuenco; mientras que la mano derecha, en el mudra de la caridad, sostiene una rama con un fruto o sólo el fruto del *myrobalan*, planta medicinal de la India.

Buda Hotei (también llamado Budai o buda sonriente)

Es el nombre japonés del maestro zen chino Poe-Tai Hoshang (siglo X o siglo XI). Gordo, grotesco y amoroso, simboliza el estado de la dicha total, la dicha de quienes comprenden su naturaleza de buda o el buda que hay en su interior. Es amado en el mundo entero y venerado por muchos como dios de la Fortuna (también se le conoce con la forma de *Maitreya*).

Buda Maitreya

Es el buda del futuro. Se muestra habitualmente sosteniendo un tallo de loto en la mano derecha, sentado con
las piernas colgando, o bien con la pierna izquierda hacia
abajo y con la derecha sobre el muslo izquierdo; las
manos forman el mudra *Dharmachakra* (enseñanza).

Buda Sakyamuni

Se cree que ha tenido 550 encarnaciones. A fin de dis-
tinguirlo de otros budas, se le conoce como Sakyamuni
(Sabio del clan Sakya). Nació en el año 563 (a. de C.) en
Lumbini, Nepal, hijo del rey Suddhodana y de la reina
Mayadevi. Consiguió la iluminación después de seis años
de meditación y ayuno. Murió en Kushinagara a la edad de
ochenta años. Suele representarse sentado, en la postura
de *padmasana* (loto), con la mano derecha en el mudra
Bhumisparsha (tocando la tierra). A veces se le representa
de pie y con la mano derecha en el mudra *Abhaya* (protección).

Bodhisattvas

Amitayus

Amitayus es el nombre que se le da a Amitabha en su
personalidad de otorgador de longevidad. Viste ricas
prendas y luce los trece ornamentos. Tiene el cabello azul
y lo lleva bien recogido o bien suelto hasta los codos.
Está sentado en la postura del medio loto y tiene las manos sobre el regazo, en el mudra *Dhyani*, sosteniendo
una copa de ambrosía, su emblema especial.

Avalokiteswara

Es el bodhisattva de la compasión, el protector ante el peligro. Su invocación es *Om mani padme hum* (¡Oh, joya en el loto!). Se representa con muchos brazos (supuestamente mil) y varias cabezas (supuestamente once). La mano derecha suele estar en el mudra *Abhaya* (protección). Se dice que el Dalai Lama es una encarnación de *Avalokiteswara*.

Tara verde

Se le considera la reina consorte espiritual de Amoghashiddhi. De apariencia similar a la de Tara blanca, lleva en la mano izquierda una flor de loto a medio abrir y la pierna derecha la tiene extendida. Está reencarnada en todas las mujeres buenas.

Chenrezig, el de los cuatro brazos

Chenrezig es una representación de *Avalokiteswara*. Viste todo tipo de ornamentos, su color es el blanco. Tiene cuatro brazos y lleva un rosario en una mano derecha y una flor de loto abierta en una izquierda. Las otras dos manos las tiene sobre el pecho con las palmas unidas en el mudra *Namaskar* y sostienen una «alhaja» redonda, símbolo del conocimiento.

Manjushri

Es el Bodhissattva de la divina sabiduría. En Nepal está considerado como el fundador de la civilización nepalí, así como el creador del valle de Katmandú. Lleva en la mano derecha la espada de la luz y la sabiduría, y en la izquierda, el manuscrito Prajnaparmita (el libro de la divina sabiduría) sobre un capullo de loto. La mano izquierda está en la postura del mudra de la enseñanza, el mudra *Jnana*.

Vajradhara

El buda Adi está contemplado como la más alta deidad del panteón budista. Su representación recibe el nombre de *Vajradhara*. Lleva joyas y ornamentos y está sentado en la postura de meditación. Las manos están cruzadas delante del pecho en el mudra *Vejahunkara* mientras sujeta con la derecha el *vajra* (rayo) y el *ghanta* (campana) con la izquierda.

Buda Vajrasattva

Es el sexto buda de los *Dhyani*, siendo considerado por los budistas nepalíes el preceptor de los cinco budas *Dhyani*. Lleva todo tipo de ornamentos, un rico traje y una corona. Es blanco y está sentado con las piernas cruzadas, en la postura de meditación. En su mano derecha sostiene el *vajra* (rayo) con la palma hacia arriba, sobre el pecho, mientras que la mano izquierda, que reposa sobre su muslo izquierdo, sostiene el *ghanta* (campana).

Tara blanca

Tara es la deidad femenina del panteón budista. Tara blanca nació de una lágrima del Bodhisattva de la compasión, *Avalokiteswara*. La creencia es que protege a los seres humanos mientras cruzan el océano de la existencia. Se la considera la consorte de *Avalokiteswara*, a veces la de *Vairochana*. Habitualmente está sentada, vestida y coronada como un Bodhisattva. Algunas veces es *Satalochana*, o la Tara de siete ojos, pues tiene ojos en la frente, las palmas y los pies y una flor de loto en uno o ambos hombros. Está sentada en la postura *Vajra*. La mano derecha está en la postura de la concesión infinita, y la izquierda en el gesto del mudra de la enseñanza sosteniendo un tallo de loto. Viste todo tipo de ornamentos y es bella. La práctica del Tara blanca se realiza para conseguir sanaciones y prolongar la vida.

Kuanyin

Es la representación china y femenina del Bodhisattva de la compasión, *Avalokiteswara*, llamada «Diosa de la compasión»; en Japón, *Kannon* (o *Kanzeon Bosatu)*. Generalmente porta un jarrón con el néctar de la compasión, y a veces un espantamoscas que simboliza la obediencia a la ley budista. En ocasiones es representada con las manos en la posición del mudra *Anjali.*

Otros

Padmasambhava

Santo tántrico del norte de la India, renombrado maestro y erudito; Padmasambhava fue al Tíbet por invitación del rey Thi-Sron Detsan, en el siglo VIII, y allí permaneció durante cincuenta años, fundando monasterios y enseñando tantrismo. Se le representa sentado en la posición de loto, con las piernas cruzadas; en la mano derecha sostiene el *vajra* y la mano izquierda, sobre el regazo, el *patra*. Contra su pecho, sujeto con el brazo izquierdo, su símbolo especial, el *khatvanga.*

Je Tson-ka-pa

Je Tson-ka-pa nació en el Tibet a mediados del siglo XIV, y se dice que las hojas del árbol que daba sombra a la casa en que nació tenían la figura de un buda. Fue un reformista del budismo del norte y fundador de la escuela Gelugpa, la cual llegó a ser muy popular en China y en la actualidad todavía sigue siendo una de las más importantes.

Deidades hindúes

Bhairav

Al colérico Bhairav, representación tántrica de Shiva, se le representa desnudo, de color negro o azul, con cabellos rizados y llameantes, con una espada en una mano y una vara con tres calaveras o una soga en la otra. Lleva alrededor del cuello una cinta ensartada con calaveras y está tumbado. A veces se le representa abrazado a su consorte Kali (*Bhairaw Shakti).*

Brahma

Señor de la creación y dios de la sabiduría; tiene cuatro caras, que representan las cuatro cualidades de la tierra, dirigidas en cuatro direcciones. Sostiene en sus manos los Vedas (antiguos textos sánscritos sobre la sabiduría y el conocimiento), un collar para contar el tiempo y una cuchara expiatoria, símbolo de la naturaleza espiritual. La cuarta mano está generalmente levantada en actitud de bendecir. Lleva también un *Kamandulu* (vasija con agua), que simboliza que el universo está rodeado de agua.

Durga

Manifestación furibunda de Parvati (consorte de Shiva), a Durga se le representa con muchos brazos, sosteniendo un arma en cada mano, a horcajadas sobre un león, y blandiendo una espada, un garrote, una flor de loto y un dado. Su rostro permanece siempre dulce y tranquilo.

Ganesh

Ganesh, dios con cabeza de elefante que simboliza la sabiduría y el éxito, es un defensor y un liberador de obstáculos, y es a él a quien se debe propiciar antes de rendir culto a otros dioses. Es uno de los hijos de Shiva y se le conoce como Siddhi Data, u otorgador de éxitos. Se cree que su cabeza de elefante simboliza la sabiduría y su montura (la fiera llamada *Mooshika*), la sagacidad.

Kali

Es una representación enfurecida de Parvati (consorte de Shiva) y diosa de los misterios. Es generalmente de color azul o negro; se la representa sin ropa, a excepción de una guirnalda con varias cabezas; la lengua sobresale de su boca.

Krishna

Al igual que Buda, Krihsna está considerado una encarnación de Vishnu y simboliza numerosas virtudes, entre ellas el amor, la devoción y la alegría. Se le suele representar tocando la flauta, aunque a veces también se le muestra como un niño de color azul. Su amor por Radha es una alegoría de la unión del alma individual con Dios.

Lakshmi

La diosa de la salud y esposa de Vishnu, Lakshmi, tiene cuatro manos. Las dos manos prominentes están en la posición de los mudras *Varada* y *Abhaya*. Las otras dos

manos sostienen un espejo y una vasija de color berme-
llón. A veces va acompañada por dos enanos.

Mahavira

A veces se ha considerado a Mahavira fundador de la
religión jaina, cuando en realidad es el vigésimo cuarto de
los promulgadores y difusores *Tirthankara*. Está recono-
cido como unos de los funda-
dores del moderno jainismo,
una religión que promulga el
cumplimiento total de la no
violencia *(ahimsa)*.

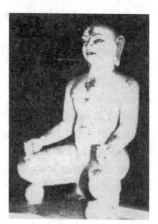

Fue contemporáneo de Bu-
da y, de hecho, el budismo y el
jainismo tienen mucho en común. Fue famoso por su as-
cetismo y su total rechazo al
mundo material: se dice que
desde que hizo esa renuncia
fue desnudo y que no tenía
contacto alguno con la comi-
da, el agua, el sueño o el aseo.

Mahavira en el mudra
Kevaljnana

Nataraj, el señor de la danza

La danza representa a Shiva como fuerza impulsora del
universo y de sus cinco actos sobrenaturales de creación,
conservación, destrucción, encarnación y liberación (liberación de las almas humanas del engaño –liberación
que se encuentra en el fuego de la cremación, simboliza-
do aquí por el anillo de llamas que circunda al bailarín).
Shiva está en plena danza, con un pie sobre un demonio
y el otro dispuesto a dar el paso siguiente. El cabello le

vuela a ambos lados, sostiene un pequeño tambor, que representa los cinco ritmos de la manifestación, y las cenizas del fuego con el que destruye el mundo.

Saraswati

Diosa del aprendizaje, la música y la poesía, se considera que Saraswati otorga sabiduría y conocimientos a aquellos que le son devotos (es reverenciada por budistas e hindúes). Es la consorte de Brahma y habitualmente se la representa sosteniendo un *Vina* (instrumento musical de cuerda). Es de color blanco y su montura es un pavo.

Shiva

Shiva es el dios de la destrucción y de la regeneración del panteón hindú; tiene varias formas, entre ellas la de Shiva, como meditador asceta; Nataraj; Señor de la danza; Bhairav, Shiva iracundo; el andrógino Ardhanari, mitad hombre y mitad mujer, y varias formas de consortes: Parvati/Uma/Durga/Kali. Generalmente sostiene un tridente y un pequeño tambor, y Nandi, el buey divino, es su montura. Es el padre de Ganesh.

Vishnu

Vishnu el mantenedor y el protector, muy popular por su naturaleza compasiva, es venerado solo o con su consorte Lakshmi (diosa de la salud). Generalmente está de pie y tiene cuatro brazos: en uno sostiene una rueda *(chakra)*; en otro, una maza o garrote *(gada)*; en otro, una concha *(shankh)*, y en el último un capullo de loto *(padma)*. Lleva también una diadema *(kirit)* y está encima de un pedestal de loto. Los budas Krishna, Rama y Sakyamundi se consideran encarnaciones de Vishnu.

Cómo se hace un mudra

Hacer un mudra es muy fácil. Se consiguen mayores beneficios de él cuando se combina con la práctica de Reiki, ya que el practicante percibe entonces con gran intensidad el fluir de la energía. No hay ninguna regla para realizarlo, pero ciertas pautas ayudan.

Hay que empezar cada sesión de mudra «lavándose» las manos» (frotándose unas diez veces las manos y manteniéndolas frente al chakra del ombligo), de este modo la energía fluye a las manos. Si se tiene el segundo nivel de Reiki, se puede dirigir el símbolo del poder o el símbolo mental/emocional (o cualquier otro símbolo que se prefiera) a las manos.

Hay varios mudras que mencionaremos a lo largo del libro. Una regla general es que la presión de los dedos debe ser muy ligera y las manos deben estar relajadas.

Los mudras pueden hacerse en cualquier postura. Se puede estar sentado, de pie, tumbado e incluso se pueden hacer andando. El cuerpo tiene que estar suelto, relajado y centrado. Es importante no estar tenso, pues ello dificultaría el flujo de energía. Los mudras comportan soltarse, viajar al interior de la consciencia y sanarse.

La espalda debe estar derecha, bien sentándose con las piernas cruzadas o en una silla con respaldo. Los dedos se unirán tal como se indica en cada mudra. La presión ejercida debe ser la justa para sentir fluir la energía.

Los mudras se pueden practicar en cualquier lugar y en cualquier ocasión, pero es mejor realizarlos cuando se está en las condiciones y el ambiente adecuado, ya que de ese modo no habrá bloqueos de energía. Hay practicantes conscientes que hacen sus mudras rituales unos minutos antes de acostarse y unos minutos antes de levantarse. Pero eso no es demasiado importante, se pueden hacer en cualquier momento. Pero también hay practicantes que realizan los mudras a horas diferentes.

No hay que hacerlos deprisa, sino intentar hacer unos cuantos pacientemente, con calma. Tampoco debemos realizar muchos, es fácil caer en ese error. Con el libro delante, las instrucciones y las ilustraciones, puede haber la tentación de lanzarse a hacerlos todos, como si se tratara de una maniobra militar. Pero eso es exactamente lo que no hay que hacer.

Debe sentirse la acción de los mudras interiormente. No hay que esperar milagros y luego sentir frustración porque no ocurre nada. Los cambios que se experimenten serán globales. A medida que la mente sane, el cuerpo responderá y uno empezará a sentirse cada vez mejor. Muchos problemas mentales se manifiestan corporalmente. Para solventarlos, la mente tiene que trazar el camino, y eso lleva su tiempo. Hay que esperar, no correr. La mente sanará despacio pero de modo seguro; se experimentarán extraordinarios sentimientos de dicha y júbilo y, finalmente, la recuperación será larga y duradera. Cuando la mente está agitada, el cuerpo cae también enfermo, de modo que según en qué momentos de la vida se necesitarán unos mudras u otros.

Pronto, con la práctica continuada de los mudras, junto a la visualización y a la afirmación, uno se embarcará en un viaje hacia el autoconocimiento. Si se utiliza la energía de los chakras, el talante se eleva y se experimenta una sensación nueva de calma y sanación. Finalmente, el practicante se ve libre de las demandas de la vida diaria. O, al menos, las enfrenta sin esfuerzo. Lo que antes parecía imposible, ya no es un problema.

Hay diferentes opiniones a cerca del tiempo que debe dedicarse a cada mudra. Hay quien recomienda hacer un mudra al día durante 45 minutos. Si se considera éste un tiempo demasiado largo, puede dividirse en tres períodos de 15 minutos cada uno. Hay quien opina de modo distinto, pero lo más beneficioso es hacerlo con la regularidad de un ejercicio, del horario de las comidas, de una medicación, o de aquello que hagamos de modo habitual. Es una buena idea interrumpir el mudra una vez conseguido el efecto deseado. Cuando uno empieza a sentirse bien y sano durante un tiempo, que puede ser relativo, notará cómo el mudra funciona.

Una respiración correcta es vital. Cuando espiramos lentamente, no sólo descargamos el anhídrido carbónico sino también la energía consumida. Hay que descansar un poco más entre la inspiración y la espiración. Si uno necesita calmarse, debe hacer la respiración más lenta, y si necesita despejarse, debe intensificarla. La respiración juega un papel muy importante. Cuando ésta es profunda, lenta y fluida hace un efecto calmante y regenerador.

Diversos mudras

El mudra Om

Este mudra es quizá uno de los más conocidos, y es muy fácil de hacer. Hay que sentarse con la espalda recta. El Om mudra se forma uniendo el dedo índice y el pulgar de la misma mano (ambas manos). El pulgar es la puerta de entrada a la voluntad divina (representada por el chakra de la coronilla), y el dedo índice es el ego (representado por el chakra del ombligo). Mientras se realiza este mudra, puede hacerse una afirmación o cantar *Om* (se pronuncia *Aum*). Si se elige hacer una afirmación, al inspirar se dice: «Soy uno con el universo», y al espirar: «El universo y yo somos uno». Este mudra es muy beneficioso en aquellos momentos de la vida en que se necesita paz y tranquilidad.

Más adelante explicaremos los chakras. Ya hemos hablado de la visualización, la cual es necesaria para optimizar el anhelo positivo. Realizando afirmaciones, siendo positivos y visualizando correctamente un modo de vida, al cabo de un tiempo podremos ver buenos resultados.

El mudra del Buda sonriente

Este mudra se ha hecho famoso en todo el mundo por medio de las pinturas y de las estatuas. Es un gesto y un ejercicio de felicidad, pues lleva el flujo de energía al corazón. En la India, prácticamente en cada casa hay una estatua de un buda sentado. Observémosle atentamente y veamos el mudra. Veremos a este buda sentado realizando mudras diferentes.

Nos sentaremos cómodamente, bien con las piernas cruzadas en el suelo, bien en una silla con respaldo recto. Flexionaremos los dedos anular y meñique y los uniremos con los pulgares. Los dedos índice y corazón los mantendremos rectos (con suavidad, sin forzarlos), y con las palmas hacia arriba. Los codos deben estar cerca del cuerpo (a una distancia que sea cómoda) y entre los brazos y los antebrazos habrá un ángulo de 30 grados. Los antebrazos se mantendrán paralelos.

Concentrándonos en el tercer ojo, cantaremos mentalmente (al tercer ojo) *Sa Ta Na Ma* (*Sa* –infinito–, *Ta* –vida, existencia–, *Na* –muerte–, *Ma* –renacimiento, luz–). Puede realizarse sin el canto, pero intentando concentrarse en el tercer ojo. La atención es esencial.

Los codos estarán cerca del cuerpo y el pecho hacia fuera (espalda recta). Seguiremos así durante 10 minutos, después inspiraremos profundamente, espiraremos, abriremos y cerraremos los puños varias veces y nos relajaremos. ¡Hay que disfrutar con la experiencia! La preocupación, la depresión, la impaciencia, la rabia, el miedo y otras emociones deben combatirse. Este mudra puede realizarse en cualquier lugar.

Los dedos se corresponden con las emociones y con los órganos más importantes del cuerpo. Dentro y fuera de nuestros dedos están los meridianos, y en ellos, diversos puntos de acupuntura. Presionando o apretando los laterales de los dedos según las necesidades de cada uno, pueden alterarse las emociones y los órganos correspondientes. A esto se le llama digitopuntura. Más adelante, veremos los dedos, su significado en los mudras y en cómo guardan éstos del equilibrio mente-cuerpo.

Mudra Ganesh

Ganesh, el dios elefante, es conocido universalmente como el gran superador de obstáculos. En este mudra la mano izquierda debe estar frente al pecho con la palma hacia fuera. Los dedos se flexionan y la mano izquierda coge a la mano derecha que tiene la palma hacia dentro.

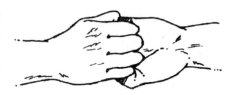

Las dos manos quedan agarradas. Mientras se espira, ambas manos se alejan sin soltarse. Ambas manos están delante del pecho, y con esta acción se tensan los músculos de la parte superior del brazo y del pecho. Hay que inspirar y aflojar la presión. Repetir el ejercicio seis veces. Cambiar la posición de las manos y volver a repetir lo mismo seis veces más. Después, permanecer un rato en silencio.

El ejercicio debe realizarse con un codo señalando hacia arriba y el otro, hacia abajo. Haciéndolo una vez al día se conseguirá fortalecer los músculos del corazón, abrir los bronquios y relajar la tensión emocional. Con él se abre además el cuarto chakra y se incrementa la confianza en uno mismo.

Mudra Ushas

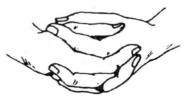

Este mudra puede realizarse por la mañana, al despertarse. Estirado en la cama, se colocan las manos entrelazadas detrás de la cabeza. Se inspira profunda y vigorosamente varias veces. Con los ojos y la boca abiertos, se echan los codos hacia atrás, presionando la almohada.

Las dos manos se entrelazan de modo que el pulgar derecho quede encima del izquierdo, presionándolo ligeramente. Las mujeres deben colocar el pulgar derecho entre el pulgar izquierdo y el índice, presionando éste con el pulgar izquierdo. Este mudra se realiza cada día de diez a quince minutos.

Influye sobre el segundo chakra, el centro de la sexualidad y la creatividad.

Mudra Pushan

En este mudra, las puntas de los dedos pulgar, índice y corazón de la mano derecha se tocan entre sí, mientras que el dedo anular y meñique quedan extendidos. Ahora, con la izquierda se unen la punta de los dedos pulgar, corazón y anular, y los dedos índice y meñique quedan extendidos.

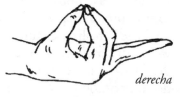

derecha

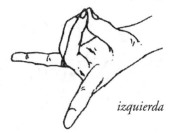

izquierda

Este mudra está dedicado al dios Sol. Significa la aceptación y el acogimiento en una mano, y el desapego en la otra. Ayuda a digerir y eliminar.

Puede realizarse de otro modo: las puntas de los dedos pulgar, anular y meñique, y el dedo índice y corazón quedan extendidos. Ahora, con la mano izquierda se conecta la energía de los dedos pulgar, anular y meñique, mientras que los dedos índice y corazón permanecen extendidos.

Es un mudra que ayuda a la eliminación. También estimula el cerebro. Ambos mudras pueden practicarse cuatro veces al día durante cinco minutos cada uno.

Mudra Bronquial

Como indica su nombre, este mudra es muy bueno para los problemas respiratorios. Se debe hacer con ambas manos. El dedo meñique se coloca en la base del pulgar, el dedo anular, sobre la articulación superior del pulgar, y el dedo corazón en la yema del pulgar. El índice debe estar extendido. Puede hacerse unos cuantos minutos al día.

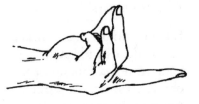

Puede realizarse junto al mudra *Asthma,* que también se hace con las dos manos. Se presionan una contra otra las uñas de los dedos corazón mientras se mantienen extendidos los de-

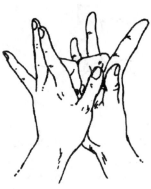

más dedos. Este mudra es efectivo para los ataques de asma. Este mudra y el anterior pueden hacerse uno a continuación del otro, durante unos minutos, hasta que se calme la respiración. En tratamientos prolongados, ambos mudras se realizarán cinco veces al día durante cinco minutos.

Mudra Pran

Este mudra activa el chakra básico e incrementa la vitalidad. Puede hacerse media hora al día o bien quince minutos, tres veces al día. Las puntas

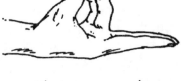

de los dedos pulgar, anular y meñique se unen mientras que el dedo corazón y el índice permanecen extendidos. Puede hacerse con ambas manos.

Mudra Linga

En este mudra, las palmas quedan unidas y los dedos entrelazados. Un pulgar queda hacia arriba y rodeado por el pulgar y el índice de la otra mano. Ambas manos se colocan delante del pecho.

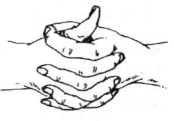

Puede hacerse tres veces al día durante quince minutos. Este mudra estimula el sistema inmunológico y libera la mucosidad acumulada en los pulmones. Se cree que el mudra *Linga* hace el cuerpo más resistente frente a los resfriados y las infecciones pectorales. A las personas que normalmente sufren fuertes catarros y dolencias pectorales incurables se les recomienda practicar el mudra *Linga*.

Este mudra genera calor corporal, «quema» las flemas acumuladas en el pecho y hace que el cuerpo sea más resistente, según afirma Acharya Keshav Dev.

También ayuda a reducir peso. Sin embargo, debido al calor que genera, puede cansar y dar sensación de aletargamiento. Aquellos que se controlan el peso y practican este mudra deben tratar de consumir tantos alimentos «refrescantes» como puedan, tales como fruta o bebidas con gran cantidad de agua, al menos unos ocho vasos al día.

Mudra Apan

A este mudra se le llama el mudra de la energía. Se unen los dedos pulgar, corazón y anular, mientras que los dedos índice y meñique quedan extendidos. Puede realizarse cuarenta y cinco minutos al día, o tres veces al día

durante quince minu-
tos. Este mudra ayuda
a eliminar toxinas del
cuerpo. Tiene también
efecto equilibrante de
la mente y ayuda a de-

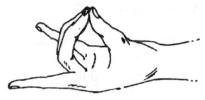

sarrollar el equilibrio interior y la confianza en uno
mismo.

Mudra Shankh

Es un mudra muy habitual
en los templos hindúes. Durante los rituales se hace so-
nar la caracola, y la postura
de los dedos recuerda esa
caracola. Se rodea el pulgar
con los cuatro dedos de la
mano derecha, y con el pulgar de la mano derecha se
toca el dedo corazón de la mano izquierda. Juntas, las dos

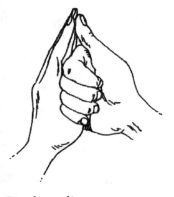

manos semejan una caracola. Puede realizarse este mudra tres veces al día durante quince minutos.

Las manos quedan a la altura del esternón mientras
se canta el *Om*.

Es un mudra muy efectivo contra los problemas de
garganta. En la actualidad se practica por todo el mundo
y también en las escuelas de autoconocimiento y desarrollo personal.

Lo más interesante de todo ello es que en la mayoría
de estos centros se reconocen los orígenes indios de los
mudras. El mudra Shankh es buen ejemplo de ello.

Mudra Surabhi

Este mudra es un poco más complicado, ya que en él los dedos semejan marionetas. Veamos: el dedo meñique de la mano izquierda debe tocar el dedo anular de la mano derecha, y el meñique de la mano derecha debe tocar el anular de la izquierda. Los dedos corazón de ambas manos deben tocar los 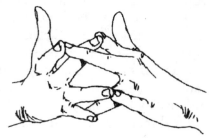 dedos índices de las otras. Los pulgares se mantienen extendidos. Este mudra se realiza tres veces al día durante quince minutos. Se cree que es una herramienta muy eficaz contra el reumatismo.

Mudra Vayu

Vayu significa «viento» y este mudra está indicado especialmente para eliminar las flatulencias. Según se cree, es de efecto rápido, aunque tan pronto como el problema se resuelva, el mudra debe interrumpirse. Si se trata de un problema crónico, el mudra debe realizarse tres veces al día durante quince minutos.

En el mudra Vayu hay que flexionar el dedo índice de cada mano hasta tocar la base del pulgar. Después, se presiona ligeramente el pulgar sobre el dedo índice. Los otros tres dedos deben quedar extendidos y relajados.

81

Mudra Shunya

El dedo corazón se flexiona hasta tocar la base del pulgar. Después, con el pulgar se presiona ligeramente el dedo medio hacia abajo. Los otros dedos se mantienen relajados y extendidos. Debe hacerse con ambas manos. Está muy indicado para los oídos y los problemas auditivos y debe hacerse tres veces al día durante quince minutos.

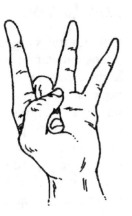

Mudra Prithvi

La punta del pulgar se coloca encima del extremo del anular ejerciendo una ligera presión. Los otros tres dedos quedarán relajados y ex-

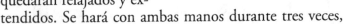

tendidos. Se hará con ambas manos durante tres veces, unos quince minutos.

Este mudra activa el chakra raíz o chakra base, en el que se alberga la energía vital o fuerza básica. La energía vital es necesaria para tener una buena vida. Una gran energía vital es tan evidente como la falta de ella. Una buena dosis de energía vital mejora la potencia física del ser humano, lo cual hace que éste consiga logros físicos y también metafísicos. Cuando la energía decae, uno se siente física y psicológicamente exhausto. La gente enferma es un claro ejemplo de la pérdida de energía vital. Prevenir esa pérdida es esencial en la vida, y el mudra Prithvi es una herramienta idónea para ello.

Mudra Varuna

Este mudra es muy bueno
para liberarse de los excesos
de mucosidad que se alma-
cenan en el estómago y los
pulmones. Un exceso de mucosidad se relaciona normalmente con una sobrees-
timulación nerviosa y con
aquellas personas demasiado
responsables. Éstas perciben
que tienen que asumir todas

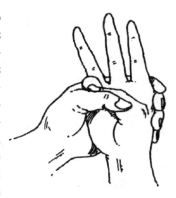

las responsabilidades, y ello hace que acumulen mucosi-
dades.

El meñique de la mano derecha se flexiona hasta tocar
la base del pulgar derecho. Después, se coloca el pulgar
derecho encima. Con el pulgar izquierdo se presionan
el dedo meñique y el pulgar ligeramente mientras que el
resto de la mano izquierda rodea suavemente la mano
derecha por debajo cubriendo el dorso de ésta.

Mudra Bhudi

Más del ochenta por ciento del cuerpo humano es agua,
siendo esencial mantener ese porcentaje de agua en el
cuerpo. Cada persona necesita ingerir una cantidad determinada de agua al día y no hay una regla general, pero
siempre es mejor beber como mínimo diez vasos de agua
al día. Beber más agua
no hace daño, y siempre
es mejor beber agua de
más, que beber de me-
nos. Incluso hay una cu-
ra de agua consistente en

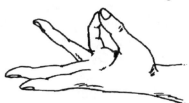

beber grandes cantidades de agua en momentos determinados del día. De todos modos, sea como fuere, el agua es vital para el ser humano.

El agua tiene mucha energía, y tanto su origen como su recipiente son igualmente importantes. Diversos estudios realizados han demostrado que las moléculas del agua difieren respecto a la energía que contienen de un lugar a otro, y ello depende de factores como la geografía, el clima, las guerras, las epidemias, la pobreza, el sufrimiento, la felicidad y otras muchas razones. Incluso el carácter de un pueblo condiciona la calidad del agua que éste bebe. Podemos entonces llegar a imaginar la calidad del agua que tenemos en nuestras ciudades, por ello es importante hervirla y filtrarla. Los cambios lunares también influyen en el fluido del agua en el ser humano. De modo que la calidad y la cantidad del agua que consumimos a lo largo de nuestra vida es un hecho muy significativo.

El mudra Bhudi ayuda a mantener el equilibrio del fluido corporal. Debe colocarse la punta del pulgar sobre el meñique, mientras que los otros dedos permanecen extendidos y relajados. Se hace con ambas manos. Puede realizarse tres veces al día durante quince minutos.

Mudra Apan Vayu

Este mudra se llama «la salvación», y es el primer auxilio a realizar en los ataques de corazón. Los mudras son excelentes para la salud. No hay ninguna duda. Cada problema que se pueda imaginar tiene un mudra para solucionarlo. *Pero, precaución: si se sufre alguna enfermedad, hay que seguir el consejo del médico.* No hay que sustituir el tratamiento médico por los mudras. Es algo especialmente importante en el caso de los problemas de

corazón. Flatulencias, dolores de oído o pérdida de
energía vital no son asuntos
graves, pero si nos referimos
a órganos vitales como el
corazón es muy importante
no confiar únicamente en

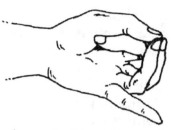

los mudras. Hay que escuchar el consejo del médico y utilizar los mudras de modo paliativo o preventivo junto a
la pertinente medicación.

Una persona que haya desarrollado un problema
coronario puede controlarlo reduciendo el *vayu tatva* y
el *apan vayu* de su cuerpo. Se hace con los mudras *Vayu*
y *Apan*. En este mudra, el dedo índice se dobla totalmente hacia abajo y los dedos tercero y cuarto se unen a
él. El meñique se mantiene relajado y extendido. Puede
realizarse con las dos manos y tres veces al día durante
quince minutos o hasta que surja efecto.

Se considera que este mudra tiene un efecto inmediato en un caso de urgencia. También se utiliza durante un período de tiempo prolongado para fortalecer el
corazón. Pero, tal como hemos mencionado, los mudras
NO sustituyen a los medicamentos.

Mudra para el dolor de espalda

Es un excelente mudra para combatir los dolores de
espalda. Los dolores de espalda se deben a muchas razo-

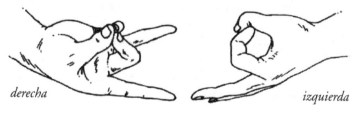

derecha   *izquierda*

nes. El estrés es, sin duda, una de ellas; en realidad es una de las primeras causas. Este mudra se efectúa con ambas manos. El pulgar, el dedo corazón y el meñique deben tocarse, mientras que el índice y el anular quedan relajados y extendidos. En la mano izquierda, el pulgar tapa la uña del índice. Debe hacerse cuatro veces al día durante cuatro minutos.

Mudra Kubera

Este mudra está dedicado al dios de la riqueza. En él se utilizan tres dedos: las puntas de los dedos pulgar, índice y corazón que se colocan juntos. Los otros dos dedos quedan doblados y reposan en el centro de la mano. Puede hacerse con ambas manos.

Éste es un mudra excepcional. Los tres dedos que se utilizan en él representan Marte, Júpiter y Saturno. Marte representa la fuerza; Júpiter, el resplandor; y Saturno, la concreción en lo esencial. Son los dedos pulgar, corazón e índice respectivamente. Cuando estos tres dedos se unen, y se les acompaña con la intensidad del pensamiento, la fuerza surge por añadidura.

Este mudra no sólo tiene como objetivo el dinero, sino que también puede utilizarse para diferentes propósitos. Si se necesita algo urgentemente, hay que centrarse en ello, visualizarlo y realizar el mudra Kubera. Está muy indicado para hacer un llamamiento a las fuerzas renovadas. Hay que formular el deseo oralmente, y si ello nos ayuda a nosotros y a nuestro mundo, hay que realizar aquello que se necesita de un modo positivo. Al hacerlo, los dedos deben presionarse entre sí, y hay que ser ase-

verativos, sinceros y positivos. El mudra Kubera también
descongestiona los senos frontales.

Mudra Kundalini

Los tradicionalistas lo discuten
hasta la saciedad, pero médica-
mente y por encima de cualquier
otro argumento, está demostrado
que una buena relación sexual es
esencial para el bienestar del ser
humano. Un orgasmo junto a
una persona con la que se esté
bien es el acto más cercano al
santuario interior de la auténtica
dicha. Como todos sabemos, el
momento del orgasmo es un ins-

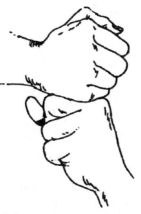

tante de plena dicha, y el sabor del éxtasis permanece
con nosotros tras el acto. Un ejercicio sexual bueno y
regular depende de varios factores: una buena salud, una
buena dieta, estar libre de estrés y preocupaciones y, lo
que es más importante, una respuesta equitativa del
compañero o compañera. Un buen ambiente y otros
accesorios, como buena música, aromas excitantes, etc.,
también ayudan. Una vida con amor, es una vida con
buena salud y felicidad. El deseo sexual debe satisfacer-
se, con compañero o sin él. Las secreciones sexuales tienen una función de limpieza, y si uno acepta y cede a las
necesidades del cuerpo, la ecuanimidad y la dicha lo
invaden todo
   El mudra Kundalini se asocia a la fuerza sexual que
necesita aflorar. Trata de la unificación de lo masculino
y lo femenino. En este mudra, ambas manos forman
suavemente un puño. Se extiende el índice izquierdo en

el interior del puño derecho desde abajo, sobre la yema del dedo pulgar. El resto de dedos de la mano derecha lo cubren por encima. Es como si el índice tuviera un guante cómodo, carnoso y ligero. Con este mudra, las manos deben mantenerse lo más bajas posibles, frente al abdomen. Se realiza tres veces al día durante quince minutos. Diversas escuelas de yoga e incluso de artes marciales reconocen el gran potencial de la energía sexual del ser humano. Es un receptáculo de creación y creatividad; una fuerza más potente que la fusión nuclear. Optimizar esa energía es muy importante para llevar una vida de realización.

Mudra Ksepana

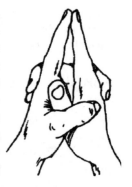

Este mudra estimula la eliminación a través del intestino grueso, la piel y los pulmones. Ayuda a relajar todo tipo de tensiones. Puesto que la mayor parte del tiempo vivimos rodeados de gente (aquí, en la India, donde tenemos unas ciudades superpobladas, no hay ocasión de escapar), recibimos todo tipo de energías, las cuales pueden ser negativas y agotadoras.

La privacidad y la soledad son esenciales. Sin ellas podemos vernos privados de la energía necesaria, prácticamente de los nutrientes necesarios. Podemos llegar a sentirnos débiles, y nuestro sistema inmunológico verse comprometido con esa continua e incólume invasión de energía negativa. A pesar de ello, en ciudades como Mumbai, no hay demasiada gente que pueda permitirse cerrar las puertas de sus casas a la cacofonía del mundo exterior, lo cual significa una inoculación extra de adrenalina. En este mudra, los dedos índices de ambas manos se colocan verticalmente uno contra otro. Los otros dedos se entrelazan y descansan sobre el dorso de la otra mano. Los pulgares se cruzan y se colocan cada uno sobre el hueco de la base del otro. Los dos índices deben tocarse sólo por los extremos y dejar espacio entre ellos. Estando sentado, los índices deben señalar al suelo; y si se está tumbado, los dedos señalarán los pies. Las manos deben permanecer relajadas.

El mudra Ksepana se mantiene mientras se hacen de siete a quince respiraciones, concentrándose en la espiración. Después, las manos se colocan sobre los muslos, con las palmas hacia arriba.

Mudra Rudra

Las puntas del pulgar, el índice y el anular deben tocarse. El dedo corazón y el índice quedan relajados y extendidos. Este 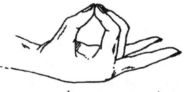 mudra se realiza con ambas manos durante unos cinco minutos, de tres a seis veces al día. El mudra Rudra fortalece el elemento tierra y sus órganos correspondientes. Es un buen antídoto para la debilidad.

Mudra Garuda

Según la mitología hindú, el Garuda es el pájaro mitológico sobre el que cabalga Vishnu. Es enorme y potente, y es el rey del aire. Este mudra activa el fluido de la sangre y su circulación. También ayuda a paliar el agotamiento.

Los pulgares se entrelazan y se colocan las manos, con las palmas hacia dentro, frente a la parte inferior del abdomen. Esta posición debe mantenerse durante diez respiraciones y después deslizar las manos al ombligo. Allí permanecen durante otras diez respiraciones más. A continuación, las manos se llevan a la boca del estómago y se dejan allí otras diez respiraciones. Luego, la mano izquierda se coloca en el esternón, se vuelven las manos hacia los hombros y se extienden los dedos. Se efectúa tres veces al día durante cuatro minutos.

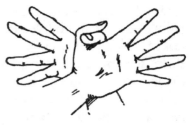

Mudra Suchi

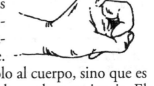

Este mudra es vital para la salud, para hacer una diaria eliminación de toxinas. Como ya hemos dicho, la eliminación es un proceso muy importante para la curación del cuerpo y de la mente. Este proceso no se reduce tan sólo al cuerpo, sino que es también vital para la mente, el alma y la consciencia. El proceso curativo se realiza en varios sentidos.

El estreñimiento prolongado, además de ser incómodo, conduce a muchos otros problemas médicos. La limpieza intestinal es esencial en el yoga. Los afecciones gástricas y anorectales están motivadas por el estrés, y si no se consigue una diaria eliminación de las toxinas el estrés se incrementa y pueden sobrevenir problemas médicos y emocionales; con ello se llega uno a encontrar en medio de un círculo vicioso.

En este mudra se cierran ambos puños y se colocan delante del pecho. Se inhala y se estira el brazo derecho hasta el izquierdo con el dedo índice señalando hacia abajo. Simultáneamente, el brazo izquierdo se estira hacia el derecho. Se mantiene la postura durante seis respiraciones y después se vuelve a la postura inicial. Debe repetirse seis veces a ambos lados. Si el estreñimiento es severo, el mudra se realizará cuatro veces al día; de no ser así, se hará de seis a doce veces durante la mañana y al mediodía.

Mudra Mushti

Este mudra puede sumarse al último, pues también facilita la digestión y ayuda a curar el estreñimiento.

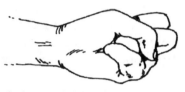

En este mudra, los dedos se doblan hacia dentro y el pulgar se coloca encima del anular. Se hace con las dos manos, que quedan cerradas como puños. El mudra se realiza tres veces al día durante quince minutos.

Mudra Matangi

En este mudra, las manos se cruzan a la altura del plexo solar.

Los dedos se entrelazan, pero los dedos índices se dejan extendidos uno frente al otro. No se mantienen unidos, se deja un espacio entre ellos. Este mudra se hace tres veces al día durante cuatro minutos. Con él se refuerza el impulso respiratorio en el plexo solar.

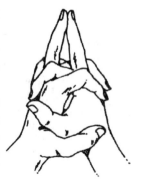

Mudra Hakini

Este mudra tan interesante y significativo puede realizarse en cualquier lugar y a cualquier hora. Se unen las puntas de los dedos de ambas manos, los ojos deben

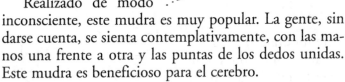

mirar hacia abajo y la lengua debe colocarse de modo que toque las encías mientras se inspira, dejándola caer de nuevo cuando se espira.

Realizado de modo inconsciente, este mudra es muy popular. La gente, sin darse cuenta, se sienta contemplativamente, con las manos una frente a otra y las puntas de los dedos unidas. Este mudra es beneficioso para el cerebro.

Mudra Tse

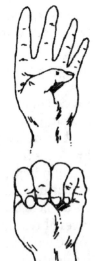

Para realizar este mudra se colocan las manos sobre los muslos. La punta del pulgar se coloca en la base del meñique. Con los otros cuatro dedos se cubre el pulgar mientras se inspira suavemente. Se mantiene la respiración durante unos momentos. Se espira lentamente manteniendo la respiración abdominal.

Después, se abren las manos a la vez que uno imagina que está liberando todos los problemas.

Repítase el ejercicio al menos siete veces. Se trata de un mudra muy bueno para controlar la depresión.

Mudra Mahasirs

En este mudra se tocan los extremos de los dedos pulgar, índice y corazón. Se extiende el meñique, y el dedo anular se coloca en el pliegue del pulgar. Se realiza, con ambas manos, 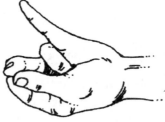 tres veces al día durante seis minutos. Es un mudra útil para los dolores de cabeza. Alivia la tensión y elimina la mucosidad de los senos nasales.

Mudra Vajra

Tres dedos de la mano, el dedo corazón, el anular y el meñique se doblan y se mantienen juntos mientras el pul- 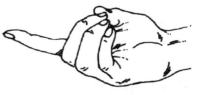 gar presiona el lateral de la uña del dedo corazón. El índice debe quedar extendido y relajado. Debe hacerse, con cada mano, tres veces al día durante cinco minutos. Este mudra estimula la circulación.

Mudra Bhramara

En este mudra, el índice se coloca en el pliegue del pulgar, y el pulgar, en el lateral de la uña del dedo corazón. El anular y el meñique permane- cen relajados y extendi-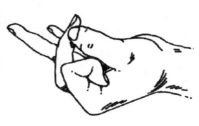

dos. Se realiza con cada mano. Debe hacerse cuatro veces al día durante siete minutos. Es un mudra muy bueno contra las alergias.

Mudra Uttarabodhi

Ambas manos se colocan delante del plexo solar. Los dedos índice y pulgar de cada mano se tocan enfrentándose uno al otro. Los índices deben señalar hacia arriba, y los pulgares, hacia abajo. Se puede hacer el tiempo que se quiera. Este mudra refresca el organismo y lo recarga de energía.

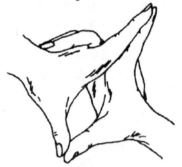

Mudra de desintoxicación

Este mudra se realiza con ambas manos. Se coloca cada pulgar en el pliegue interior de la tercera articulación del dedo anular. Los demás dedos permanecen relajados y extendidos. Ayuda a desintoxicar el organismo, algo muy importante si tenemos en cuenta la porquería que éste acumula en su interior, tanto física como emocionalmente. La desintoxicación es un proceso global de limpieza general y es necesario. Los desechos se han de eliminar y hay que

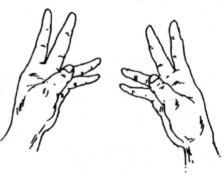

hacer sitio a una mayor energía positiva, la cual puede y debe llenar los espacios vacíos del cuerpo y de la mente. La desintoxicación debe realizarse con cierta regularidad.

La mente es un aliado muy poderoso en todo este proceso. Reitero el hecho de que la mente juega un papel vital en el proceso de sanación. Es igualmente cierto con todos los mudras. Hay que creer que va a funcionar y trabajar también con uno mismo para conseguir cambios positivos. Por el simple hecho de aprender a colocar los dedos de cierto modo y seguir unas sencillas indicaciones no podemos esperar que los mudras hagan curas milagrosas. Existen en el mercado muchos libros de autoayuda, y si cambiar la vida fuera tan sencillo, el mundo se arreglaría de un modo casi instantáneo. ¡Lo único que tendríamos que hacer es comprarnos un libro o ir a una biblioteca a tomar prestado uno!

A la hora de realizar estos mudras, tendremos que adentrarnos en nosotros mismos, penetrar en los lugares más recónditos de nuestro interior, pedir perdón, dejar que el fluido curativo se extienda por nuestro ser, centrar la mente en nuestro objetivo y realizar los mudras. Habremos dado entonces los primeros pasos hacia la recuperación. Es un largo proceso y hay que ser perseverantes. Los viajes internos son mucho más profundos, más significativos y realmente más largos que cualquier otro viaje. Y cuando se trabaja con el alma y con la consciencia, sólo la tenacidad cuenta. De modo que debemos mantenernos firmes y resueltos en nuestro afán.

Mudra Shakti

Este mudra tiene un efecto relajante y ayuda a conciliar el sueño. Se colocan juntos, uno frente a otro, los dedos índice y anular de cada mano, dejando entre ellos un hueco. Los otros dos dedos quedan suavemente doblados sobre el pulgar, que reposa en la palma. Hay que centrarse en la respiración y hacer más

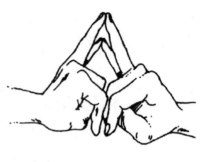

lenta la espiración. Este mudra debe realizarse tres veces al día durante doce minutos.

Mudra Maha Sacral

Este mudra se hace con ambas manos. Los extremos de los índices de cada mano se juntan y los meñiques se unen a los pulgares. Esta posición se mantiene durante diez respiraciones. Luego, se unen las puntas de los meñiques y los anulares se colocan sobre los pul-

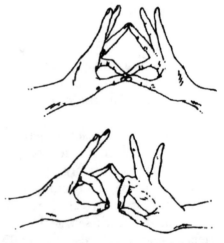

gares. Se efectúan diez respiraciones. Este mudra debe hacerse tres veces al día durante siete minutos. Es útil para las dolencias en la parte baja del abdomen. Alivia los dolores de la menstruación, así como las molestias en la vejiga y en la próstata.

Mudra Makara

Se llama el mudra del cocodrilo. Se coloca una mano dentro de la otra, se extiende el pulgar de la mano que está deba-jo entre el meñique y el anular de la otra y se coloca en el centro de la 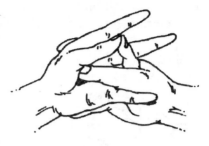 palma de la mano que está encima. El pulgar de la mano que está encima y la punta del dedo anular se tocan. Se hace tres veces al día durante diez minutos.

Este mudra activa la función renal. Saca gran rendi-miento de las reservas de energía.

Mudra Mukula

Este mudra parece muy sim-ple pero es muy efectivo. Con la mano hueca, se colocan los cuatro dedos sobre la punta del pulgar. La mano parece un cono. La colocaremos en la parte del cuerpo que nece-sita más energía. Puede ha- 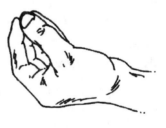 cerse con ambas manos y durante cinco minutos al día.

Este mudra se coloca en el órgano o parte del cuerpo que tenga dolor o se sienta tenso. Está indicado para dirigir la energía a un lugar específico. Hay diversos órganos que están relacionados con partes concretas del cuerpo.

Si se coloca este mudra en el lugar adecuado, inme-diatamente uno se sentirá rejuvenecer. Es como un foco intenso de energía sanadora, como un rayo láser o un cañón de luz dirigido a la zona del problema. Llega a ser una herramienta de sanación eficaz.

Mudra de las articulaciones

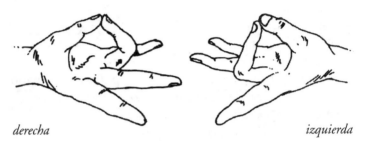

derecha   izquierda

Como indica su nombre, este mudra es muy bueno para las articulaciones. Debe realizarse con ambas manos. En la mano derecha se unen el pulgar y el anular, y en la mano izquierda, el pulgar y el dedo corazón. Este mudra debe hacerse cuatro veces al día durante quince minutos. Equilibra la energía de las articulaciones y es muy eficaz.

Mudra Kalesvara

Este mudra calma la mente. Es muy efectivo, llegando a cambiar los rasgos de la personalidad y a eliminar las adic-

ciones. Puede practicarse hasta unos veinte minutos al día. En este mudra los dedos corazón de cada mano se tocan por sus extremos. Las dos primeras articulaciones de

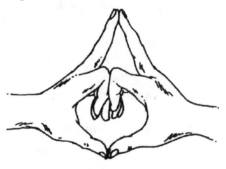

los dedos índices y los pulgares deben tocarse. El meñique y el anular quedan doblados hacia dentro. Los pulgares deben señalar hacia el pecho y los codos quedan colocados hacia fuera. Hay que observar la respiración y alargar las pausas lentamente entre la inspiración y la espiración.

Shiva Linga

Según la mitología hindú, Shiva es el gran destructor que abre paso a los nuevos inicios. A menos que uno muera, ningún otro puede nacer. La naturaleza, personificación de la vida en su puro *avatar*, está llena de finales e inicios. El *Shiva Lin-ga* o falo de Shiva es la fuerza masculina y símbolo de la destrucción y su posterior regeneración.

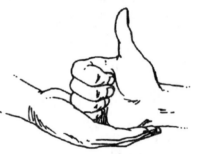

En este mudra se coloca la mano derecha, con el pulgar extendido hacia arriba, sobre la palma de la mano izquierda. La mano izquierda es como un cuenco cerrado, con los dedos unidos y en forma de copa. Ambas manos deben estar a la altura del abdomen y los codos deben señalar ligeramente hacia fuera. La mano derecha debe estar cerrada como un puño, con el pulgar extendido hacia arriba, y reposando en la mano izquierda.

Debe realizarse este mudra dos veces al día durante cuatro minutos o algo más. Es regenerador y también un gran sanador.

Mudras Jnana y Chin

En este mudra las puntas del pulgar y del dedo índice se unen mientras los otros dedos permanecen relajados y extendidos. Se hace con ambas manos, cerrando el círculo pero en una posición relajada. Cuando los dedos señalan hacia arriba se llama mudra *Jnana,* y cuando lo hacen hacia abajo, mudra *Chin.*

Hay dos maneras de hacer este mudra. En el primer método, las puntas de los dedos pulgar e índice se tocan entre sí. En el segundo método, la punta del índice toca la primera articulación del pulgar con una ligera presión. Son métodos diferentes. El primero es una postura pasiva y receptiva, mientras que la segunda es una posición activa y de entrega.

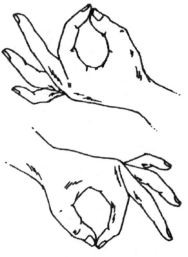

Estos mudras producen un gran efecto en diferentes planos. Son mudras que se encuentran extendidos por todo el mundo en diversas religiones. Son muy eficaces para la concentración y hacen que la persona que los practica tenga la mente despejada.

Mudra dinámico

La meditación dinámica, tal como se practica en el ashram de Osho, (hablaremos más adelante de Osho, el Tantra y los mudras) se refiere a la energía y el movimiento. Tal como se indica, se trata de una meditación dinámica. Al final de la sesión, la catarsis es completa. Uno se siente otra persona. Ha echado fuera todo el viejo equipaje y ha hecho sitio para nuevas cosas. Es como una limpieza de primavera. Las hojas viejas se caen y surgen nuevos brotes.

Menciono esto porque Osho formó una meditación dinámica famosa en todo el mundo e incluso hay centros de gestión y formación de empresas que la han adoptado tras rigurosos y científicos estudios. Hay que hacerlo para creerlo. Tras una sesión, personas desesperadas, perdidas o abatidas resurgen vencedoras. Hombres y mujeres maduros, con éxito en la vida pero buscando algo que aporte a sus vidas algo más, caen en trance durante la meditación dinámica: gritan, sollozan, saltan, se mueven hasta el agotamiento, y luego lloran como críos, deshaciéndose de todo lo que hay en su organismo, como el que arroja una bolsa de basura. Se trata de un verdadero proceso catártico, eficaz y esclarecedor tanto para el practicante como para el espectador.

El proceso de limpieza se remarca mucho en todos los sistemas de desarrollo personal. Incluso en el *Vaastu* y en el *Feng Shui* se recalca la importancia de dejar un espacio para el fluir del *prana* y para el enriquecimiento personal. El abarrotamiento del espacio físico y metafísico impide que la energía fluya. En nuestras propias vidas hay que deshacerse regularmente de ese abarrotamiento de la existencia diaria.

Del mismo modo, el mudra dinámico hace mover los dedos. Citaré a Gertrude Hirschi, maestra de yoga mundialmente famosa, cuyos trabajos sobre este tema no sólo son altamente eruditos, sino que además contienen compasión y empatía. Leer su obra es acabar con el alma elevada y dispuesta a tocar las estrellas. En el mudra dinámico, según sus propias palabras: «A cada espiración colocaremos la yema de un dedo sobre la punta del pulgar; al inhalar, extenderemos los dedos de nuevo. Mientras lo hacemos, recitaremos un mantra. Se hace con ambas manos».

Después, habla del mantra que hay que utilizar y cómo hay que hacerlo. «Al decir *saaa*, se presionan el pulgar y el índice; diciendo *taaa*, se utilizan el dedo corazón y el pulgar; mientras decimos *naaa*, uniremos el anular y el pulgar; y con *maaa*, el dedo meñique y el pulgar.»

Gertrude añade: «Al hacerlo la segunda vez, presionaremos la uña del dedo con el pulgar, en vez de la yema. La tercera vez, presionaremos todo el dedo con el pulgar. Y al mismo tiempo, presionaremos la palma de la mano con la yema del dedo».

Este mudra se practica diariamente hasta una media hora. Aunque el mudra es dinámico, la respiración se debe mantener lenta. La inspiración y la espiración serán acompasadas. Este mudra relaja los nervios.

Mudra Dhyani

Es un gesto de meditación. Deben colocarse ambas manos en el regazo como si fueran cuencos. La mano izquierda descansa sobre la derecha y los pulgares se tocan entre 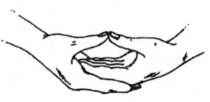 sí con las puntas. Es la clásica postura de meditación. El cuenco que forman las manos significa que estamos vacíos y dispuestos a recibir energía. Este mudra es como un acto de sumisión. El practicante dice humildemente: «Estoy dispuesto a recibir».

Mudra del Loto

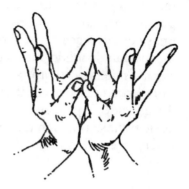

Se unen las manos y los dedos se elevan verticalmente, relajados y separados. La parte inferior de las palmas están unidas, así como las yemas de los meñiques y de los pulgares. Si las manos están cerradas, semejan el capullo de una flor de loto. Cuando las manos se abren y los dedos se separan, parecen un loto abierto. Después de respirar profundamente cuatro veces, se cierran las manos como un capullo y se colocan las uñas de los dedos de ambas manos unas frente a otras. A continuación, se unen los dorsos de los dedos, los de las manos y se deja que las manos cuelguen un rato, totalmente relajadas. Se vuelven a colocar las manos en la postura del capullo de loto y se abre la flor. Se repite varias veces.

Este mudra pertenece al chakra del corazón, y es el símbolo de la pureza. Es bueno en tiempos de soledad y desesperanza.

Mudra del Yo Interno

Con las palmas de las manos juntas y las yemas de los dedos en contacto, deben mantenerse los pulgares uno junto a otro. Las manos semejarán un pirámide y entre las puntas de los pulgares y las de los otros dedos se deja una ligera abertura.

«Esta abertura describe el poder del corazón a través de la sabiduría divina. Es una abertura diferente para cada ser humano», dice Gertrude Hirschi. «Las manos

103

han de mantenerse en esa posición a la altura de la frente, sin moverlas, tanto tiempo como sea posible. Después, se bajarán los brazos y se mantendrá la postura a unos dos o tres centímetros por debajo de la barbilla. Las manos irán de modo automático al lugar donde reside el alma. Estaremos atentos a la respiración. A cada espiración, lentamente, susurraremos *Hooooo* y nos dejaremos llevar desde la pequeña abertura al infinito, al interior del gran misterio. Con este mudra penetraremos y entonaremos en el mundo del inconmensurable, del Divino.»

Mudra Bhumisparsha

Estando sentados, la mano izquierda señalará a la tierra, con los dedos tocando el suelo. La mano derecha quedará palma arriba, como una flor abierta. Éste es el gesto de la iluminación.

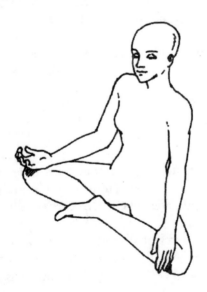

Mudra Abhaya

En este mudra, la mano derecha se eleva a la altura del pecho con la palma hacia fuera, como haciendo una ola. La mano izquierda se deja apoyada en el regazo, en el muslo o en el corazón. Este mudra promete la liberación del miedo.

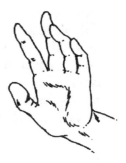

Mudra Varada

La mano izquierda se coloca hacia fuera y hacia abajo, con la palma hacia arriba. La mano derecha se deja en el regazo o sobre el muslo. Este mudra indica perdón y es muy común en la mitología hindú.

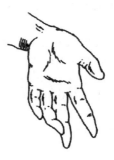

Mudra Dharmachakra

Es un mudra muy significativo y simbólico del giro de la rueda. En él, ambas manos se colocan a la altura del pecho, la derecha un poco más elevada que la izquierda. Se unen

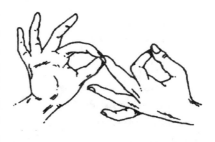

el índice y el pulgar de cada mano. La palma de la mano izquierda se pone de cara al corazón y el dorso de la mano derecha mira hacia el cuerpo. El dedo corazón de la mano izquierda toca el punto en el que, formando un círculo, se unen el pulgar y el índice de la mano derecha.

Mientras se realiza el mudra, la respiración será lenta y profunda. «Las manos forman dos ruedas», dice Gertrude Hirschi, y añade que según la mitología hindú la rueda es la conclusión. «Aquí, las dos ruedas indican la enseñanza de la reencarnación. El dedo corazón de la mano izquierda (Saturno) representa la transición de este mundo al siguiente, de la muerte al nacimiento.»

Mudra Naga

También se lo conoce como el mudra de la comprensión profunda. En este mudra, las manos se entrecruzan frente al pecho y los pulgares forman una cruz, uno sobre otro. El mudra Naga es útil para resolver los problemas cotidianos. Ayuda a superar los obstáculos que encontramos en nuestro devenir espiritual.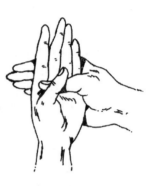

Mudra Pushpaputa

Pushpa significa «flores», y este mudra es un puñado de flores. Se colocan las manos abiertas, con las palmas hacia arriba, 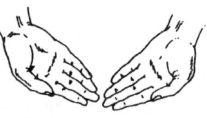 encima de las piernas, relajadas y con los pulgares pegados a los laterales de los índices. Es el mudra relativo a la franqueza y a la aceptación. El propio gesto indica esas emociones.

Dedos y mudras

Todos los mudras se basan en los dedos; cada dedo está lleno de terminaciones nerviosas y de energía, y cada uno tiene su propio significado. La postura correcta de cada dedo determina la efectividad del mudra. Vamos a detallar cada dedo:

- ❏ El pulgar representa el elemento tierra, el estómago y la inquietud

- ❏ El índice representa el elemento del metal, los pulmones y el intestino grueso; los sentimientos son depresión, tristeza y culpa.

- ❏ El medio es el elemento aire, el corazón, el intestino delgado, el sistema respiratorio y el circulatorio; los sentimientos son la impaciencia y la precipitación.

- ❏ El anular es el elemento madera, y está conectado al hígado, a la vesícula y al sistema nervioso; corresponde al sentimiento de rabia.

- ❏ El meñique corresponde al agua, a los riñones y al miedo.

Si uno se siente sobrepasado por una emoción, sólo hay que ejercer una ligera presión durante unos minutos en el dedo correspondiente para sentirse mejor. ¡Funciona!

En la quiromancia y en la astrología los dedos guardan también un profundo significado. El meñique es Mercurio, el anular es Apolo; el dedo corazón, Saturno; el índice es Júpiter y el pulgar es Marte. La almohadilla de la base de cada dedo corresponde al respectivo montículo. La almohadilla de debajo del pulgar es el monte de Marte, y frente a ella está el monte de la Luna. El monte de la Tierra queda entre ambos, en el hueco de la palma. En la muñeca, al principio de la palma, está el monte de Neptuno.

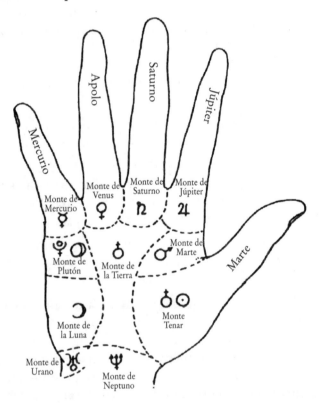

El meñique está relacionado con la comunicación; el anular corresponde a las relaciones; el dedo corazón, a la responsabilidad; el índice, a la autoestima y el pulgar, a la asertividad.

El segundo chakra está asociado con el meñique; el anular se asocia con Apolo, el dios Sol, y con el chakra raíz; el dedo corazón se corresponde con el chakra de la garganta, la puerta de entrada a la pureza; el chakra del corazón está asociado al índice, y el elemento fuego y Marte están relacionados con el pulgar. En cada dedo hay energía y cada uno de ellos juega un papel muy importante en el bienestar y en el desarrollo del ser humano. Es un dicho muy frecuente que la salud de cada uno está en sus propias manos. Algo bastante literal, considerando el impresionante poder que hay en cada dedo.

Con frecuencia, mientras se palpa una mano con los dedos de la otra, se perciben zonas maleables, blandas e incluso dolorosas; son puntos de presión, y ello puede significar que el órgano relacionado con ese punto sufre alguna perturbación o está agotado. Una presión suave y diaria suele ayudar. Las zonas sobreexcitadas tienden a calmarse, y las inactivas se optimizan.

Mudra del esoterismo

Este ejercicio debe hacerse cuidadosamente y sus efectos son discutibles. Deben unirse las yemas del dedo pulgar y corazón y presionar suavemente con ellas, trazando un círculo, unas diez veces, sobre la primera sección del dedo corazón de la otra mano. El círculo se vuelve a trazar en sentido inverso diez veces más. Si se hace correctamente, se siente un cálido fluido de las manos hacia las muñecas, los antebrazos, los codos, los brazos, los hombros y la columna vertebral. Una vez que la columna está caliente, el pulgar debe desplazarse a la sección media del dedo corazón. Repetir el proceso. El calor fluirá hasta el final de la columna. Después, mover el pulgar hacia la base del dedo corazón y seguir presionando allí. El calor se trasladará de la pelvis a los muslos, las rodillas, las piernas, los tobillos y, finalmente, a las puntas de los pies.

Se cree que con ello se eliminan todos los bloqueos y se mejora la circulación en todo el cuerpo, el cual experimentará una sensación de calor. Se dice que este mudra elimina cualquier enfermedad del organismo.

Colóquese el pulgar en el lateral de la sección media del dedo anular en ambas manos. Con suavidad, frótese arriba y abajo, cuanto más suavemente, mejor. Se sentirá una sensación cálida y expansiva en la parte posterior de la cabeza. Se cree que esto ayuda a superar diversas dolencias, como dolores de cabeza, tumores o atrofias cerebrales.

Los chakras

En este libro hemos mencionado mucho los chakras. Así que es importante saber qué son y cómo influyen en nosotros. Los chakras son vitales en todo tipo de ejercicios yóguicos, y en algunos, como en los Cinco Tibetanos, los ejercicios se basan en la energía de la médula espinal de los siete chakras. Según Christopher Kilham, defensor a ultranza, ejercitar los chakras, o mejorar la energía de los chakras, mantiene el cuerpo flexible y vigoroso y evita el deterioro del paso de los años.

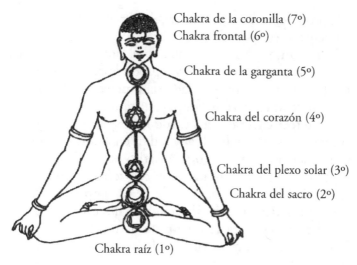

Chakra de la coronilla (7º)
Chakra frontal (6º)

Chakra de la garganta (5º)

Chakra del corazón (4º)

Chakra del plexo solar (3º)
Chakra del sacro (2º)

Chakra raíz (1º)

Los chakras

Los siete chakras son los centros energéticos básicos. Localizados a lo largo de la espina dorsal, cada chakra está relacionado con unos órganos concretos, con glándulas y con nervios. Cada chakra está también relacionado con ciertos estados de consciencia. Los siete chakras funcionan entre sí y pueden equilibrarse o desequilibrarse dependiendo del estado cuerpo-mente. Un buen funcionamiento de los chakras es esencial para una vida sana, vital y equilibrada.

Los siete chakras están conectados con tres sendas energéticas primarias llamadas *ida, pingala* y *sushumna.* Los canales energéticos discurren desde la base espinal a la coronilla, transportando la energía de un chakra a otro.

El primer chakra está situado en la base de la espina dorsal, en el perineo, entre el ano y los genitales. El primer chakra es concerniente a la supervivencia, la fuerza y la promoción de la energía vital. El nombre sánscrito de este chakra es *muladhara*.

El segundo chakra se halla en el punto de la espina dorsal cercano a los órganos reproductores. Sus funciones básicas son la creatividad y la procreación. Su nombre sánscrito es *svadhisthana*.

El tercer chakra está situado en el plexo solar. Concierne a la fuerza individual y radica en la individualidad y la conciencia. Su nombre sánscrito es *manipura*.

El cuarto chakra reside en el centro del pecho y está considerado el centro del amor y de la compasión del sistema energético humano. El nombre sánscrito es *anahata*.

El quinto chakra se sitúa justo detrás de la garganta. Es el centro de la creatividad y de la expresión. En sánscrito se llama *visuddha*.

El sexto chakra reside exactamente detrás de la base de la nariz, entre las cejas y en el centro interno de la cabeza. Llamado también el tercer ojo, este chakra es la sede de la inteligencia suprema. En sánscrito se llama *ajna*.

El séptimo chakra está en la parte más alta de la cabeza, la coronilla, y es el centro de la consciencia cósmica. En él radican la satisfacción, la libertad y la dicha. En sánscrito su nombre es *sahasrara*.

La influencia de los chakras llega a la totalidad del cuerpo y de la mente, y funciona a todos los niveles. La psicología de los chakras es una herramienta para la máxima comprensión del yo. El desequilibrio de los chakras es incesante, y todos nosotros estamos, de un modo u otro, desequilibrados. Sufrimos desequilibrios de diversos tipos, o bien somos demasiado desprendidos o bien demasiado egoístas; demasiados absorbentes o demasiado ambiciosos.

Los chakras, sin duda alguna, juegan un papel esencial. Llevamos haciendo meditación sobre los chakras durante más de una década, y el proceso ha sido extraordinario, por decir poco. El éxtasis que fluye en el interior del ser es algo que sólo puede experimentarse; cuando se abren los chakras y uno se encuentra en un trance meditativo, las palabras para describir la energía que fluye a través de la consciencia están demasiado trilladas.

Con la energía de los chakras, la calma que se extiende por el cuerpo y la mente es estimulante. Además, el cuerpo se tonifica y, se contrarresta el envejecimiento; el viaje espiritual que personalmente he conseguido se ha convertido en una fuente inacabable de dicha. La energía de los chakras es simplemente increíble, y es la piedra angular del crecimiento espiritual.

Osho, el Tantra y los mudras

Osho, otrora Acharya, o también Bhagwan Rajneesh, inició una gran polémica con su teoría «Del sexo a la superconsciencia». Visionario que atrajo la atención global con su planteamiento del quehacer sencillo, sin barreras, Osho propugnó una vida de entrega y pasión. Iconoclasta como era, echó por tierra las normas establecidas y ofreció en la cuestión sexual en concreto alas nuevas. Si bien en vida se vio sometido a duras críticas, a medida que pasan los años se le contempla con nuevos ojos. Sin duda alguna, Osho fue un pensador extraordinariamente original.

Su ashram en Koregaon Park, Pune, resplandecía con una energía que emocionaba incluso a sus críticos más feroces. La calidad de su obra, sus libros, su música y su teatro era extraordinaria, y Koregaon Park gozaba de una electricidad que simplemente encandilaba al visitante. Sus jardines, sus estanques, sus salas de meditación y sus variados ejercicios elevaban las almas a nuevos niveles de conocimiento. Allí pasé momentos extraordinarios, y fui testigo de la transformación que experimentábamos todos los que estábamos allí, en diferentes momentos, atendiendo al nivel de nuestra evolución personal. Todos los que buscaban resultaban recompensados, y todos llegamos a la conclusión de que un maestro había aparecido en nuestras vidas y que nunca volveríamos a ser los mismos.

A principio de los años ochenta, Koreagon Park dio vida a una nueva consciencia. Aquellas extensas zonas de tierra bien cultivada acogieron a miles de devotos que, llegados de todas partes del mundo, acudían a la India a probar el nuevo «curry» de aquel gurú nuevo.

Osho rompió todas las reglas y todas las normas y pavimentó su trayectoria con nuevas teorías de autorrealización.

Creía que para conseguir la iluminación, una persona debía traspasar cuatro puertas; tenía que abrir cuatro cerrojos. A esos cuatro cerrojos se les llama los cuatro sellos o cuatro mudras.

El primer mudra es el mudra *karma*. Es la puerta exterior, la periferia de nuestro ser. *Karma* significa «acción», que es la capa más externa de nuestro ser; es nuestra periferia.

El primer cerrojo se abre entregándonos a nuestras acciones. Haciendo las cosas con pasión. Sumergiéndonos en nuestro yo. Siendo uno con nuestro yo, dejándonos que nos consuma. La atención, la concentración, también es yoga. Perdámonos en nuestro yo, seamos uno. De la acción surgirá una gran dicha. Osho reiteraba la idea de que si uno se consume debido a algún tipo de emoción o deseo hay que dejar que ello fluya al exterior. No debemos dejar que se quede dando vueltas como una serpiente que espera salir a atacar. Démosle carta blanca, soltemos las riendas y que expanda su furia.

Si uno está rabioso, debe estar totalmente rabioso; se aprende mucho de la rabia. Si se está enrabiado y se es consciente de esa rabia, ésta acabará desapareciendo. Ya no habrá más motivos para enfadarse. Uno lo habrá comprendido. Habrá abandonado ese sentimiento.

Lo mismo ocurre con el amor. ¿Por qué se dice que el primer amor es totalmente ciego? Se dice que no atiende a razones, que es testarudo y rebelde. Intentemos encontrar una explicación de ese amor en los amantes inmersos en sus garras. Si utilizamos la razón y les decimos que no funcionará, incluso un muro será más permeable que ellos. El primer amor es siempre una locura; el amor desesperado siempre es así, realmente. Si intentamos decírselo a los amantes en cuestión, nada parecerá más estúpido a sus jóvenes oídos.

Pero no hay que intervenir. Hay que dejar que los amantes recorran su camino, no hay que detenerles. Están ciegos. La furia del amor los consumirá y saldrán de ella curados.

Una vez que la persona ha sido consumida por el amor, que se ha entregado totalmente a él, de esas llamas resurgirá un ser humano mejor; escarmentado y curado, preparado para enfrentarse a la vida con el corazón abierto. Hay una nueva madurez. Con ello sobreviene además una humildad sazonada con las llamas del amor. Eso es el mudra *Karma*. Hay que llegar al fondo de las propias emociones. Si uno se sumerge en aquello que hace o en aquello que siente, se liberará.

Una vez que algo se comprende, se desentraña, se entiende, puede uno desprenderse de ello fácilmente. Cuando no se comprende, se sigue aferrado a ello, fijo en esa idea. Como una novela de misterio. No se puede dejar el libro hasta llegar al punto donde empieza a desvelarse el misterio. Entonces, desaparecen los demonios. Todo queda al descubierto, y las cartas, en su sitio. Si el asunto se nos sigue escapando, llega a ser como una boa constrictor o como un pantano de arenas movedizas. Luchamos, pero nos arrastra hacia abajo y nos envuelve el fango. Cuanto más luchamos, más nos atrapa el remolino. Así que hay que entregarse. Penetrar en la pasión con la misma fuerza que ella nos consume. Es el primer cerrojo que hay que abrir.

El segundo sello es el mudra *Gyana,* algo más profundo, más interior que el primero, como el conocimiento. La acción es la piel externa, el conocimiento es algo más profundo. Se puede observar la acción pero no podemos observar lo que está sucediendo en la mente de otro. «Las acciones se pueden observar; pero los conocimientos no se pueden observar, son más profundos.» Las acciones son visibles. Pero la mente es como un mono en un palo, y lo peor de todo es que el mono no es visible. El segundo sello es el del conocimiento, o *Gyana.*

Osho dice que uno debe empezar sabiendo tan sólo aquello que uno realmente sabe, y dejar de creer en cosas de las que no se está seguro. Uno debe ser honesto con el fuero interno. Decir sólo lo que se sabe y entonces el segundo cerrojo se romperá. Si se sigue creyendo y pensando en cosas que no se saben realmente, el segundo cerrojo no se romperá nunca. La falsa creencia es enemiga del verdadero conocimiento. Los medios públicos y las habladurías nos cargan la mente con multitud de falsas creencias y falsas verdades. La falsa sabiduría llega a tomar proporciones de culto muy peligrosas, y nadie llega a saber finalmente dónde se originó.

Osho exhorta al ser humano a desembarazarse de todo aquello que no sabía pero creía saber. «Siempre uno ha creído y ha cargado con ese peso, del cual hay que deshacerse. De cien cosas, podemos librarnos de noventa y ocho. Tan sólo quedarán unas cuantas que realmente se conozcan. Se sentirá una gran libertad, la cabeza no se sentirá tan pesada. Y con esa libertad y esa liviandad se entrará en el segundo mudra. El segundo cerrojo se habrá roto.»

Cualquier creencia debe ser convincente, y no estar basada en especulaciones y habladurías o ser poco evidente. Los rumores, las mentiras y los falsos profetas llegan en pelotón y se aprovechan de la inseguridad de las mentes poco formadas. Todo ese revoltijo hiere, destruye y mina las mentes. Por consiguiente, debe descartarse toda esa «estupidez» y hacer sitio a nuevos principios.

El tercer mudra se llama mudra *Samaya*. El significado de *samaya* es «tiempo». El primero, la capa más externa, es acción; la segunda capa es conocimiento, y la tercera capa es tiempo. Osho dice: «El conocimiento ha desaparecido, ahora estamos sólo en el presente; sólo queda la pureza del tiempo. Observar, meditar, estar. En el ahora no hay conocimiento. El conocimiento siempre se refiere al pasado. En el ahora no hay conocimiento, está totalmente libre de conocimiento. Ahora, en este preciso instante, ¿qué sabemos? Nada es sabido. Si empezamos a pensar que sabemos esto y lo otro, eso es pasado. No viene de este momento, no del ahora. El conocimiento es del pasado o una proyección al futuro. El ahora está puro de conocimiento». El mudra *Samaya* es estar en el momento presente. El pasado es irrelevante. Las lecciones no se aprenden normalmente de él; al contrario, quedarse en él impide progresar. Del futuro no sabemos nada, y aparte de hacer planes no se puede hacer nada más con él. De modo que estamos abocados al presente, y depende de cómo nos movamos en él podremos conformar el futuro y erradicar además los demonios del pasado.

En el Tantra, según Osho, sólo el presente es tiempo. El pasado no lo es, ya ha desaparecido. El futuro no es tiempo, pues aún está por llegar. Sólo existe el presente. Estar en el presente es estar realmente en el tiempo. De otro modo, estaremos memorizando o soñando, ambas cosas, falsas e ilusorias. Así pues, el tercer sello se rompe estando en el presente. Osho hablaba de la profunda dicha de estar en el ahora, que no está vinculado ni al arrepentimiento anterior ni a la dicha imaginada. Los momentos presentes tienen vida, y cuando se celebran los momentos se celebra la vida entera. Él creía en la celebración de cada momento, la muerte o el divorcio. El ashram conectó con el matiz de cada momento. Incluso en el epitafio de Osho se lee: *«El hombre que nunca nació nunca murió»*. No había lugar para el pesar; sólo para una continuada, auténtica, incesante dicha.

En primer lugar, seamos conscientes de nuestras acciones y el primer sello se romperá. En segundo lugar, seamos honestos con nuestro conocimiento y el segundo sello se romperá. Ahora, estemos tan sólo aquí, en el presente, y el tercer sello se romperá.

El cuarto sello es el *Mahamudra* o el gran gesto. Ahora tan sólo queda el espacio más puro. Los otros tres mudras contemplaban la acción, el conocimiento y el tiempo. El cuarto mudra es el espacio. «El espacio es el núcleo más profundo, el eje de la rueda, el centro del ciclón. En nuestro vacío más profundo está el espacio, el cielo», dice Osho. El espacio es el cuarto sello. Hay cuatro sellos por romper. No es fácil hacerlo. El camino es la conciencia. «Se necesita hacer un gran trabajo para llegar a la propia realidad. La claridad sólo se consigue cuando se entra en el espacio puro.»

Tantras y mudras

Los tantras siempre se han malinterpretado. De alguna manera, el tantrismo y la sexualidad (no hay nada malo en el sexo) siempre se han relacionado. Por ello, desgraciadamente, el Tantra ha atraído la atención de un modo erróneo. Normalmente, el modo más superficial o más provocativo, innoble y fácil es el que atrae al buscador medio. Pero los Tantras han reemplazado a los Vedas en gran parte de la India. Dos terceras partes de los ritos religiosos hindúes, y al menos la mitad de los fármacos, son tántricos. Existen diferentes escuelas de Tantra. Según los puristas, los rituales del *Dakshinacarina* están en armonía con los Vedas, mientras que los *Vamacarins* están indicados para los más arriesgados.

Las enseñanzas de los tantras se basan en el *Bhakti Marga*, considerado superior al *Karmamarga* y al *Jnanamarga* de los *Upanishads*. Las doctrinas del Tantra provienen de la filosofía *Samkhya*, principalmente de la teoría de *Purusha* y *Prakriti*, poniendo especial énfasis en el lado místico del yoga. El *Brahma* es *niskalpa* (no diferenciado) y *sakalpa* (diferenciado). El Tantra se refiere al *Brahman sakalpa o saguna*, y sus cinco características principales son: *Bijamantra, Yantra, Shree Chakra, Kavaca* y *Mudra*. El *Panch Makar,* cuyos nombres empiezan con la letra M (*Madya, Mansa, Matsya, Mudra* y *Maithuna*) y significan respectivamente: vino, carne, pescado, grano y unión sexual, se ha interpretado literalmente como la representación de los cinco elementos del *Hatha Yoga.*

Según el Tantra, la realidad absoluta tiene dos aspectos: *Shiva* (masculino), representativo de la consciencia pura, y *Shakti* (femenino), símbolo de la energía y de la actividad. La verdad que contempla la unión de *Shiva* y

Shakti se realiza en el interior del cuerpo humano mientras éste está vivo. Otras escuelas manifiestan que a esa verdad se llega sólo después de haber abandonado el cuerpo. Según el Tantra, el cuerpo humano es un universo microcósmico. La médula espinal representa el monte Meru, mientras que los tres canales metafísicos más importantes (*ida, pingala* y *sushumna*), que recorren la espina por la izquierda, la derecha y el centro, respectivamente, representan los tres ríos sagrados: Ganges, Yamuna y Saraswati. El proceso respiratorio representa el curso del tiempo.

La identificación con el sexo se debe a que *Shakti,* la raíz femenina, también llamada *Kundalini,* está, al igual que una serpiente, enrollada y serena alrededor del chakra *Muladhara,* levantada y dirigida hacia delante para unirse a *Shiva* (la masculinidad). La unión sexual representa las actividades de lo negativo y lo positivo. Lo masculino reside en el chakra *Sahasrara,* descrito como un loto de mil pétalos en la parte alta de la cabeza. La unión de *Shiva* y *Shakti* ocasiona la realización trascendental de la no dualidad absoluta.

La vida yóguica como complemento

El yoga es un elemento necesario para elevar la consciencia. Se trata de un antiguo sistema de ejercicios para el desarrollo personal del cuerpo, la mente y el espíritu que nació en la India hace más de 5.000 años. Con movimientos suaves, respiraciones profundas y extensos estiramientos constituye un método ideal para la relajación y la consecución de energía. Existen diferentes y vigorosas formas de practicar yoga, y cada uno puede elegir la que le sea más propicia.

Los ejercicios yóguicos o *asanas* fortalecen el sistema nervioso y ayudan a que la mente y el cuerpo mejoren su capacidad y su fuerza. Por medio de la sanación, el fortalecimiento, el estiramiento y la relajación del sistema esquelético y muscular, así como de los sistemas nervioso, digestivo, cardiovascular y glandular, el cuerpo se fortalece. El yoga ayuda a la mente a encontrar una nueva calma y además prepara el cuerpo para la meditación.

Hay diferentes escuelas de yoga. Existen tantas que cada persona puede encontrar una hecha a la medida de sus necesidades. También hay posturas muy difíciles, pero no es necesario forzar el cuerpo a realizar posturas que resulten incómodas. El yoga tiene muchísimos ejercicios de respiración llamados *pranayama* y *nadi sodhanas,* o técnicas de respirar alternativamente por la nariz, que se utilizan para aliviar el estrés, la depresión y otros problemas mentales y físicos.

El yoga contempla la naturaleza holística del ser humano y pretende crear flexibilidad y fuerza en todo el cuerpo, eliminando las toxinas acumuladas en el organismo. Busca, además, maximizar la capacidad pulmonar, sin forzar, fácilmente, así como incrementar la circulación y la oxigenación de la sangre y masajear los órganos internos para lograr una eliminación constante de toxinas, lo que permite que la energía vital fluya. El yoga pretende, en definitiva, devolver al cuerpo la flexibilidad y fluidez originales en él.

Los mudras son ejercicios de yoga con los dedos. La curación holística es todo lo concerniente al aprovechamiento de la fuerza vital que nos rodea. Una curación completa a través de los mudras consiste en conseguir un cambio de estilo de vida que equilibre nuestra psique y centre nuestras existencias.

Una dieta adecuada ayuda

Para practicar los diferentes mudras no se necesita ningún tipo de accesorios. Como ya hemos mencionado, los
mudras pueden hacerse en cualquier lugar, en cualquier
momento y puede realizarlos todo el mundo. Aunque
no negaremos que un ambiente adecuado, unos pensamientos adecuados, ciertos colores y alimentos contri-
buyen en gran modo a implicar la consciencia en el proceso curativo.

Existen muchas dietas e innumerables modas ali-
mentarias, y a medida que pasa el tiempo su número se
incrementa. En la India, este fenómeno mundial no es
ninguna excepción. Los medios de comunicación están
saturados de dietas «curativas» y por supuesto «natura-
les». Sin embargo, las dietas son personales y hay que
mirarlas a distancia antes de determinar cuál es la
correcta. Una dieta es algo muy personal. No dejan de
surgir nuevas teorías, pero el cuerpo humano es extremadamente complejo y retador y da muchas sorpresas,
como un mago.

A pesar de todo esto, hay ciertas reglas básicas que
han superado el paso del tiempo. Todos los practicantes
de mudras con los que he hablado han coincidido en
seguir una simple dieta vegetariana, usada moderada-
mente, y en evitar preferentemente el uso del azúcar
blanco, la sal, la harina blanca y el pan blanco. El taba-
co y el alcohol hay que arrojarlos a la basura, hay que

beber agua en abundancia y evitar cualquier alimento excitante.

Los alimentos cumplen un papel muy importante en la nutrición de la consciencia. No se conoce que las estirpes guerreras hayan subsistido sólo a base de verduras, ni que los santos hayan dependido de la carne para sobrevivir. La dieta adecuada, sin duda alguna, es aquella que alimenta la consciencia adecuada. Por consiguiente, la práctica regular y efectiva de los mudras se mejorará notoriamente con la ingesta de lo que podemos denominar alimentos «curativos».

La macrobiótica es una manera saludable y holística de llevar un estilo de vida equilibrado. Se trata, básicamente, de un sistema holístico de cambio constante que siempre busca el equilibrio. No sólo atiende a la dieta, sino también al equilibrio del cuerpo, del alma y del espíritu.

La palabra *macrobiótica* es de origen griego y significa «grande o larga vida». Se basa en el *Canon de la Medicina interna,* el libro más antiguo de la medicina china. Esta obra se atribuye a Huang Ti, el legendario Emperador Amarillo (nacido en el año 2704 a. de C.) Se cree que este emperador gobernó China en una época de esplendor, siendo considerado el antepasado de todos los chinos. Cuando se abrieron las fronteras y el mundo se hizo un poco más pequeño gracias a los viajes, esta dieta se extendió a Occidente y después a todos los rincones del planeta.

Hoy en día existe una gran variedad de dietas. Incluso el vegetarianismo tiene sus propios sistemas diferenciados. Aún más: hay diferentes escuelas de medicina que tienen sus propias dietas. El Ayurveda, por ejemplo, recomienda una dieta concreta para una personalidad *vata* bastante diferente a la que llevaría una persona *kapha*. Pero el sistema macrobiótico recurre a una dieta universal, actual, temática.

Como parte de la naturaleza que es, el hombre necesita vivir en armonía y cooperación con ella. Ello significa tomar los alimentos propios de la estación y que sean de la zona en que uno vive. Se requiere un equilibrio entre el *yin* y el *yang*. Alimentos extremadamente *yang*, por dar algún ejemplo, son la carne roja, los huevos y la sal refinada. Un exceso de esos alimentos en un clima cálido puede hacer estragos en el equilibrio corporal, lo cual habrá de solucionarse con alimentos *yin*.

Una situación muy *yang* ocasionada por una excesiva ingestión de carne puede hacernos susceptibles a la ira, la agresión, la intolerancia y la impaciencia, mientras que una situación *yin* nos llevaría a una carencia de fuerza de voluntad y de sentido práctico.

Otro aspecto de la dieta macrobiótica es la idea de que nuestros órganos necesitan diferentes tipos de alimentos de modo regular para mantenerse sanos. Los cinco tipos más importantes son: dulce, ácido, salado, picante y amargo. Puesto que el cambio de estaciones causa un cambio en el equilibrio *yin/yang* de aquello que nos rodea, del mismo modo la dieta necesita cambiar con las estaciones. La naturaleza también cuida de nosotros con sus frutas y verduras estacionales. Tan sólo hay que estar atento a los cambios y seguir una dieta razonable que sea natural y esté adaptada a cada estación del año. La manera de preparar los alimentos también interviene en ese equilibrio del que hablamos. Los alimentos pueden llegar a ser muy *yang* debido a un exceso de calor, presión, tiempo y sal.

Además de la dieta, la macrobiótica comprende toda una manera de vivir. El ejercicio físico, el diagnóstico y la curación de modo natural de los problemas físicos, el equilibrio ecológico y del medio ambiente, el arte, el ocio y la espiritualidad son condimentos esenciales de un estilo de vida macrobiótico. De todo ello forman parte también la gratitud, el perdón, el reconocimiento, la fe y el desapego. Es un enfoque holístico de la libertad a partir de las cadenas físicas y psicológicas de nuestras vidas. Se trata de una profunda aceptación de las bondades de la vida, y la sanación empieza desde el interior.

Los doctores Vijaya Venkat, Kavita Mukhi, Jehangir Palkhivala, Anjali Mukherjee, Rama Bans, Swati Piramal, HK Bakhru, Shah, el difunto doctor Jussawalla y otros muchos ha extendido a lo largo y ancho de este vasto y colorista país una multitud de dietas. La leche, el azúcar, la sal, el pan blanco, la carne y otros alimentos se han llevado la mayor parte de las críticas. Dejando de lado las pequeñas diferencias, hay un consenso general acerca de lo que es una dieta saludable.

La India tiene una cultura muy antigua, y las dietas holísticas tuvieron su origen en este país mucho antes que el resto del mundo ni siquiera pensara en ellas. El ayuno, las terapias y los métodos de desintoxicación son tan antiguos como el hambre y la sed. La India es muy posiblemente también la madre de todos los mudras. Menciono todas estas cosas porque la sanación es un proceso holístico, y si la práctica de los mudras se acompaña de una dieta suave, sana y consciente dicho proceso será mucho más completo.

Índice